対象を理解しながら 身体を診(み)る・生活を看(み)る

臨床事例で学ぶ急性期看護のアセスメント

地域医療連携時代の系統的・周術期アセスメント

東京医療保健大学医療保健学部看護学科
小澤知子 編著

MCメディカ出版

はじめに

　アセスメントは看護に必要な「情報収集」に始まり、その情報を理論的な基準や正常値，平常値などに照らし合わせ、逸脱している状態やその原因、関連因子を明確にし、健康上の問題を抽出していくプロセスです。そのためには身体的・心理的・社会的な反応のメカニズムや理論的な基準、正常値についての知識を持つこと、また、看護の視点で生活体としての人間をとらえ、一つの情報を多面的に分析したり、統合したりすることが必要になります。

　看護過程におけるアセスメントの教育は、看護基礎教育から行われ、臨床教育へと継続されていきます。しかし、初学者にとってアセスメントは苦手意識の強い学習の一つとなっているのではないでしょうか。特に急性期看護の臨床では、患者さんの回復過程における変化が早く、何が問題になるのかわからない、術前は元気なので術後の問題が挙げられない、病態や治療に関する知識が乏しく見通しを立てることができない、などの悩みが生じているようです。また、合併症の発生のみに注目しがちで、患者の個の特性や生活への影響を考えることが難しいという悩みもよく耳にします。また、近年の医療政策である地域包括ケアの考え方や、それに伴う急性期看護の特徴から、患者さんにどのようにかかわるか、課題も多くあります。

　本書はそうした初学者である看護学生や新人ナースのみなさんが、基本的知識を使いながら、何をどう見るのかを自分で学ぶことができるよう、急性期の臨床現場でよく出合う場面を切り出した事例を使って編集しました。それぞれの章において、事例をもとにアセスメント力を身に付けられるよう、一緒にイメージトレーニングを行いながら読み進めていただければよいと思います。

　まず Part1 では、急性期看護における対象の理解や急性期医療の方向性について俯瞰します。次に、すべての Part で臨床事例を用い、トレーニングを重ねていきます。Part2 では、基盤となる身体的アセスメントとして、急性期にある患者さんの侵襲と生体反応、呼吸・循環・意識・代謝・消化などの変化をどう見るか、また、アセスメントに用いる指標をガイドとして織り込みました。Part3 ではそれまでの基礎知識を使い、手術療法におけるアセスメントを、Part4 では急性期の特徴的な心理的・社会的アセスメントについてどのようにとらえていくかを考えていきます。各 Part において、事例をもとにアセスメントを繰り返しトレーニングすることで思考のパターンを身につけ、それを基礎に、やがて自分の思考方法を発展させていただければよいと思います。

　初学者であっても、トレーニングによりアセスメント力は鍛えられます。自分ひとりで学ぶだけではなく、このトレーニングの方法を利用して、自ら学ぶ力を獲得してみることもよいでしょう。さあ、楽しみながらトレーニングをして、アセスメント力を鍛え自分のものにしてみましょう。本書にそのお手伝いができれば幸いです。

2018 年 8 月吉日

小澤知子

Contents ■ ■ ■ ■

はじめに ・・ 3

Part 1 急性期看護の特徴

1 対象を理解する ・・・・・・・・・・・・・・・・・・・・・・・・・・・・・ 8

2 地域達成型医療における急性期看護の特徴 ・・・・・・・・ 14

3 急性期看護に必要なアセスメント力 ・・・・・・・・・・・・・ 20

Part 2 身体的アセスメント

1 侵襲と生体反応 ・・・・・・・・・・・・・・・・・・・・・・・・・・・ 28

2 呼 吸

事例① 患者の呼吸状態をどう読む？ ・・・・・・・・・・・・・・ 36

事例② 麻酔や手術が患者の呼吸に及ぼす影響とは？ ・・・・・・・・ 46

Assessment Guide ▶▶▶ 呼吸のアセスメント ・・・・・・・・・・・ 54

3 循 環

事例③ 術後1日目に起きた血圧の変化をどう読む？ ・・・・・・・ 58

事例④ 術後に不整脈が出現した原因は？ ・・・・・・・・・・・・・ 64

知っておきたい カテーテル治療 ・・・・・・・・・・・・・・ 74

知っておきたい 腹腔鏡手術 ・・・・・・・・・・・・・・・・ 78

Assessment Guide ▶▶▶ 循環のアセスメント ・・・・・・・・・・・ 80

4 意 識

事例⑤ 神経症候を持つ患者の意識レベルをどう読む？ ・・・・・・・ 84

事例⑥ 術後の見当識障害をどう評価する？ ・・・・・・・・・・・・ 92

5 栄養・代謝

事例⑦ 胃全摘術後の栄養管理はどうすればよい？ ・・・・・・・・ 100

事例⑧ 術後に発熱と創部発赤を見たらどうする？ ・・・・・・・・ 106

Assessment Guide ▶▶▶ 栄養・代謝のアセスメント・・・・・・・・・・ 112

6 消化・排泄

事例 ⑨ 術前の消化機能が術後に及ぼす影響は？ ・・・・・・・・・・・ 118

事例 ⑩ 術後の排尿障害のリスクをどう読む？ ・・・・・・・・・・・ 126

Assessment Guide ▶▶▶ 排泄のアセスメント ・・・・・・・・・・・・・・・・ 132

Part 3 手術療法におけるアセスメント

1 術前のアセスメント

事例 ⑪ 術前にストーマ造設への不安が生じたら？ ・・・・・・・・・ 136

2 術後回復促進のアセスメント

事例 ⑫ 術後に発熱、創部発赤が生じたら？ ・・・・・・・・・・・・・ 146

事例 ⑬ 術後の痛みが心身に及ぼす影響は？ ・・・・・・・・・・・・・ 154

事例 ⑭ 早期離床を進めて、嘔気とめまいが出現したら？ ・・・・・ 164

事例 ⑮ 術後のドレーン排液の色から何が読み取れる？ ・・・・・・・ 172

3 術後のアセスメント

事例 ⑯ 術後 3 日目に生じた呼吸苦の原因は？ ・・・・・・・・・・・・ 182

事例 ⑰ 間欠的空気圧迫装置は外してもよい？ ・・・・・・・・・・・・ 190

知っておきたい 術中情報の活用・・・・・・・・・・・・・・・・・・・・・・・・ 198

Part 4 心理的・社会的アセスメント

事例 ⑱ 夫の緊急入院にうろたえる妻をどう支える？・・・・・・・・ 204

事例 ⑲ ストーマ造設に伴うセルフケアの獲得をどう支える？ ・・・ 212

索　引 ・・・ 220

執筆者一覧 ・・・・・・・・・・・・・・・・・・・・・・・・・・・・・・・・・・・・・ 223

Part 1

急性期看護の特徴

Part 1 急性期看護の特徴

1 対象を理解する

1 急性期とは

　現在、「急性期」の明確な定義はなく、対象の健康状態や医療の機能あるいは場などによって「超急性期」「急性期」などと区別して用いられることもあります。ここで共通して理解されていることは、急性期とは病気やケガによる症状が急激に出現し、心身の苦痛を伴う症状の経過時期であるということです。人間にとって、病気やケガは侵襲であり、ホメオスタシスの保持が困難となった生体がその変化に適応するためにさまざまな反応を起こし、生命の危機的状況に至った状態を急性状態といいます。

　この急性期を乗り越えた時期を「回復期」といいます。回復期は生命の危機を脱した状態ではありますが、まだ合併症のリスクを伴っている時期でもあります。この回復期を無事に乗り越え、治癒を目指しますが、病状は比較的安定しながらも治癒が困難な状態が続き、長期的な治療や看護を必要とする時期を「慢性期」といいます。

　このように、健康状態のレベルごとに区分した「超急性期」「急性期」「回復期」を総称して「急性期」と呼ぶことが一般的です。ただし、対象の状態の経過において、ここからが「急性期」でここからが「回復期」であるという境界は明確にはありません。対象者個人の健康レベルの経過は一方向ではなく、「慢性期」から病状の悪化に伴い「急性期」となることもあります（図1-1-1）。

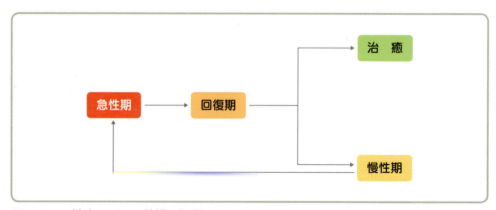

図 1-1-1　健康レベルの状態と経過

表 1-1-1　急性状態が生じる主な原因

1 急性疾患の発症	細菌やウィルス感染による急性肺炎 腹部大動脈瘤 食道静脈瘤の破裂 急性心筋梗塞や狭心症 脳梗塞 劇症肝炎　など
2 侵襲の大きい治療	手術療法 　臓器切除や摘出による組織損傷 　体腔を大気にさらす体温低下、疼痛刺激 　術後合併症：呼吸器系、循環器系、感染 化学療法（抗がん剤投与） 　骨髄抑制、ショック
3 外的要因による身体損傷	外　傷 　骨折、内臓破裂、神経損傷、切傷、挫滅損傷 熱　傷 　火・熱湯、薬品による化学熱傷、電気熱傷 中　毒 　医薬品中毒（睡眠薬、鎮痛薬など） 　工業用品中毒（農薬、ヒ素など） 　自然毒中毒（フグ、キノコ、毒蛇など） 　急性アルコール中毒　一酸化炭素中毒　覚せい剤中毒 異　物 　異物による気道または消化管の損傷と閉塞 その他 　溺水、放射線大量被曝など
4 慢性疾患の急性増悪や急変	慢性長期的な経過をたどる疾患のコントロール不良による急激な悪化 慢性気管支喘息の重症発作 糖尿病患者の血糖コントロール不良による糖尿病性昏睡

2　急性状態が生じる原因

　急性状態が生じる原因となる主な疾患や状態として、①**急性疾患の発症**、②**侵襲の大きい治療**、③**外的要因による身体損傷**、④**慢性疾患の急性増悪や急変**、の 4 つが挙げられます（**表 1-1-1**）。

3　急性期にある患者・家族の特徴

① 急性期にある患者の特徴

　急性期にある患者の主な特徴は、①**発症が急激で経過が短いこと**、②**回復による治癒または悪化による死を迎える場合がある**ことです。また、強い症状や侵襲的治療に伴う身体的苦痛や心理的苦痛、生命維持に重要な機能の障害から、一時的にセルフケア能力が低下するような③**身体的ハイリスクな状態である**こと、身体機能や身体の一部を喪失の体験や心理的脅威に対応できない自分という体験などから④**心理的ハイリスクな状態である**といえます。

表 1-1-2　対象の理解

成長・発達段階に関する特徴	年齢・性別・発達課題など
身体的特徴	身長・体重・形態・機能・苦痛など
健康上の背景	既往歴・現病歴・主訴・健康認識・治療など
生活上の背景	生活習慣・自己概念・価値・信念・役割など

② 急性期にある患者の家族の特徴

　家族の一員が急性状態となることで、その家族成員にも影響があります。急性状態の患者の家族は、患者の生命に見通しがつかないという不確実さや、かけがえのない存在の喪失への不安など、①**身内の生命危機の脅威にさらされる**ことになります。また、療養費用や生活費用などの経済的負担、看護や介護による身体的負担など、②**家族内の役割変更や分担が否応なく起こる**場合もあります。

　看護師は「病気の身体部分」ではなく、「病気をもち生活している人」を対象とします。すなわち、全人的な視点で対象を深く理解することが求められます（**表 1-1-2**）。急性期にある患者の看護においては、「身体の背景」と「生活の背景」とを理解した上で、侵襲によって起こっている状態と、これから予測されるリスクとを考えながらケアを行うことがポイントとなります。

4　看護の役割と看護活動

① 生命に直結する機能の回復と維持を最優先する

　急性期の対象は健康状態の危機的状況にあり、予後への移行期にあるといえます。急性期におけるかかわりが患者の予後を左右するといえるでしょう。生命に直結する、循環、呼吸、脳の機能回復と維持するために、優先的に治療ができるようにケアをしていく必要があります（**図 1-1-2**）。

　そのためには、急性期の看護ではキュアの要素を含むケア、すなわち医学と看護学との共同課題への取り組みが重要です。救命のための共同課題とは、病態生理に焦点を合わせたもので、顕在性または潜在性の合併症を指します。異常を早期に発見し、合併症を予防するため、看護師は医師および関連するさまざまな専門職と協働し、対象の生命維持と回復における問題を特定し、ともに解決を図ります。このとき、看護師の独自の機能として、生活の視点をしっかり持ち続けていくことが重要です。

　一般的に、急性期では身体ケアが優先されますが、同時に生活ケアも行います。回復に従って生活ケアが増えていきます。このバランスの変化をイメージして、現在は何が優先されるのか、個別の情報をとらえながら変化に応じたケアを意識することがポイントです（**図 1-1-3**）。

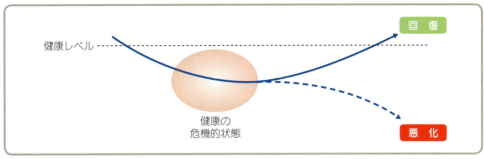

図 1-1-2　健康レベルにおける分岐点　　　　　　　　　　（文献1を参考に作成）

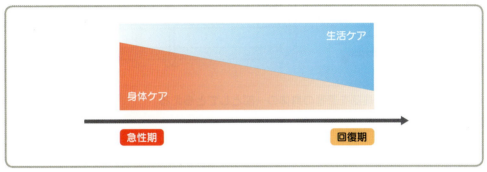

図 1-1-3　身体ケアと生活ケアのバランスの変化

❷ 医療機器の安全な操作の熟練とモニタリング

　急性期では、生命維持のための機器が多く装着されている場合があります。看護師は機器の操作と作動の監視、患者のモニタリングを24時間継続して行います。機器操作に熟練することはもちろん、異常時の対応をも熟知しておくことが患者の生命を守ることにつながります。常に機器の安全管理と対象への影響やその効果をモニタリングしていくことが求められます。生命を守る機器やチューブ類は患者の身体の一部としてとらえることで、より安全かつ安楽な実践につながります（図 1-1-4）。

　医療機器は患者の生命を補助し、その機能を補うものですが、危機を脱した後は早期に外すことができるよう、回復を促すケアも必要です。残存機能の低下を防止し、回復のためのエネルギーが効果的に用いられるようにすること、また、機器類が患者に与える心理的影響を最小限にすることなど、対象の状況に合わせたケアを考えていきましょう。

❸ 合併症を予防する

　疾患や外傷に伴う合併症が予測されるのであれば、その準備を行うことが適切な処置につながり、症状を最小限に抑えることができます。合併症は起こさないことが原則ですが、予備能力の低い高齢患者が多い昨今では、身体・心理アセスメントにおいても、高齢者の特徴を踏まえたアセスメントが必要です。

　入院となる場合はドレーンやチューブなどの医療器材の装着に伴う細菌の流入がもたら

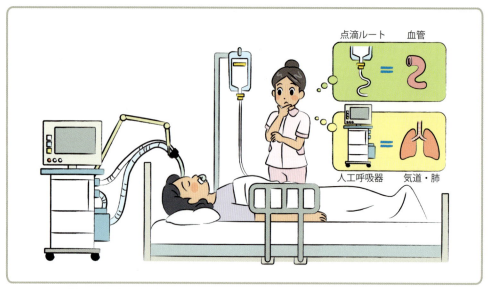

図 1-1-4 機器を患者の身体の一部としてとらえる

す影響に加え、患者にとっていつもの動きができないことや他者との慣れない共同生活など、環境の変化も生じています。感染管理の徹底（スタンダードプリコーション）や日常生活動作の回復など、入院前からケアを導入し、合併症を未然に防ぐことが大切です。

❹ 身体的苦痛、精神的苦痛を最小にする

急性期では、疼痛や呼吸苦、精神的苦痛など、痛みを伴っていることが多くあります。苦痛は身体のホルモンへ影響し、回復を妨げる要因となります。加えて、治療そのものから受ける苦痛も存在します。苦痛緩和は患者の身体と生活において重要なケアです。

❺ 意思決定を支える

急性期にある対象は、治療のための鎮静や人工呼吸器の装着、あるいは身体的苦痛のために通常のコミュニケーション手段が奪われることがあります。看護師は患者の視線やわずかな動き、サインなどの非言語的メッセージをとらえて情報を伝えることや、五感をフルに活用しながら患者の苦痛や意思、訴えたいことを予測し、患者の言葉として伝える工夫が必要です。また、心理的危機状態にある家族の気持ちを察して伝達・養護すること、家族と患者本人が人生における最善の選択を行えるよう援助することも必要です。

❻ 治癒と健康回復を促進し日常生活を取り戻す

急性期にある対象は、痛みや全身の不快感、体動制限、圧迫感に加え、「監視されている」「プライバシーが侵害されている」という感覚、恐怖、予後への不安などで身体的・心理的・社会的な危機状態に陥りやすくなり、こうした非日常性が心理的混乱状態を引き起こすことがあります。特に心理的代償は大きく、不眠、不安、恐怖、生理学的反応、過覚醒、感情や感覚の麻痺、一過性のせん妄などが見られることがあります。

非日常の環境にあっても、できるだけ人間らしい日常性を作り出すための看護が必要です。外傷や疾患によっては、以前の日常生活に戻るのは難しいこともあります。看護師は理学療法士、作業療法士、言語聴覚士、ソーシャルワーカー、栄養士などの多職種との連携のなかで、患者の生活にいちばん近い存在として、リーダーシップをとっていくことが必要になります。対象の治癒と健康回復とを促進し、再発予防をするためにも入院時から退院に向けて、本人との十分な対話を持ちながら、対象にとってよりよい日常生活を取り戻すことを目指して取り組んでいきましょう。

❋ 引用・参考文献

1) 吉田澄恵ほか編. 健康危機状況／セルフケアの再獲得. 大阪, メディカ出版, 2014, 331p. (ナーシング・グラフィカ 成人看護学).
2) 氏家幸子監修. 高見沢恵美子ほか編. 急性期にある患者の看護：1 急性期・クリティカルケア. 第3版. 東京, 廣川書店, 2005, 231p. (成人看護学 B).
3) 明石惠子編. 急性期看護：クリティカルケア. 東京, メヂカルフレンド社, 2017, 376p. (新体系看護学全書−経過別成人看護学).

(小澤 知子)

Part 1 　急性期看護の特徴

2　地域達成型医療における急性期看護の特徴

1　急性期にある患者を取り巻く医療の変化

　諸外国に例をみないスピードで進行する少子高齢化、医療の高度化、国民の医療に対する意識の変化など、わが国の医療保健を取り巻く社会環境は大きく変化しています。この変化に対応するため、医療機能の分化、病床の機能分化と連携、在宅医療と介護の推進などの医療サービスの実現が計画されています。医療は今後ますます、病院での治療や看護の場（施設完結型）から、人々が生活するための資源として医療を利用するという考え方、すなわち、生活実現の場（地域完結型）へのパラダイムシフトが求められています。

　こうした社会の背景から、急性期看護においては、①患者の健康と生活（くらし）を守る全人的な援助、②尊厳ある生と死への援助、③患者が自分の生活に必要なセルフケア能力を獲得できる援助、④多職種と協働した組織横断的な援助がポイントとなります。

　急性期医療の場では、これらを踏まえて安全・安心の質の高い医療を提供するために、チーム協働、クリニカルパス、退院支援などの活動を実践しています。また近年、専門性の高い看護師（専門看護師や認定看護師など）が訪問看護ステーションや保健医療機関などの看護師と連携して利用者宅に同行訪問するなど、病院の看護師と地域の看護師とが協働して対象のケアにあたる連携もあり、病院から在宅へ切れ目のないケアの提供を目指す実践が始まっています。

2　急性期におけるチームの協働

1　看護チームの協働

　病院において、看護チームの最も大きな組織は看護部門です。看護部長をリーダーとして、副看護部長の下に各所属（病棟や外来、手術室、ICUなど）があります。看護師が活動する、病院におけるチーム医療の最小単位は病棟のチームだといえます。このチームの中心は患者であり、その患者の目標が、目指すべき活動のゴールになります（図1-2-1）。

　次に、患者を中心とした看護チームの機能を考えてみます。患者のケアは同じチームの

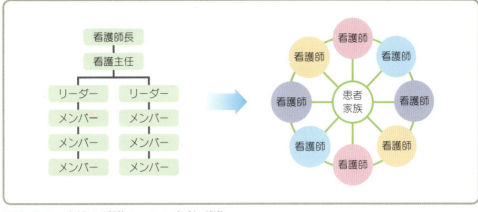

図 1-2-1 病棟の看護チームと患者（例）

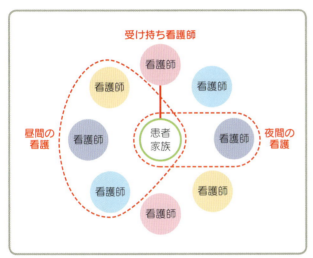

図 1-2-2 患者の 24 時間をケアする看護チーム（例）

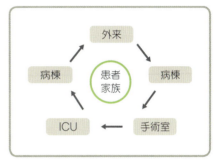

図 1-2-3 所属間の看護チーム

複数のメンバーにより行われています。まず、患者には受け持ち看護師が決定します。受け持ち看護師は、患者の療養生活におけるプランナーであり、ケア計画の責任者になります。しかし、受け持ち看護師が 24 時間ケアを行うことはありませんので、夜間はチームの中の他のメンバーがケアを担当します。また、昼間にはほかのチームメンバーがケアを担当することになります（**図 1-2-2**）。

看護チームが機能した場合、チームが担当する患者について各々が持つ情報を常に共有し、皆が同じ目標に向かって活動します。互いの意見を出し合うことで、今までにない考え方やチャンスを生み出すこともでき、患者へは効率よく効果的にケアを行うことができます。皆の目指す目標が一緒であることで、チームメンバーの総和以上の力が生み出され、ケアを提供することができるからです。また、多くのことを共有することで、患者の 365 日・24 時間の生活の場をつなげることができるといえます。

また、部署と部署とでつながる看護チームもあります。患者は外来、病棟、手術室、

ICUなど、療養の場を移しながら専門的な治療や看護を受けます（**図1-2-3**）。さらに、患者が病院から地域での生活へ戻ることを考えると、病院の看護師から地域の看護師へつながるチームも必要です。このように、患者を中心に情報を共有しながら切れ目のないケアを提供していくためには、各集団に所属する看護師がそれぞれ、看護チーム（全体）の中の自分（個）という視点で各自の役割を果たし、患者・家族に貢献することが大切です。

② 多職種チームの協働

　急性期における協働は病院内にとどまらず、回復期や慢性期においても、在宅医療など地域の医療機関やクリニック、患者搬送を担う救急隊などの関係者を含めたチームを構築することが必要です。チームを組む上で重要なことは、職種間の情報共有です。現在、医療現場において取り組まれているチーム医療は、職種間の情報共有の方法と各職種の配置方法によって分類することができ、それぞれの医療現場の特性に応じた取り組みが報告されています。

　特に高齢者に対しては、廃用症候群や低栄養状態などのさまざまな合併症に対応するために、リハビリテーションや栄養管理などの対策が重要です。高齢者の多い病棟では、急性期の段階から病棟配属型チームと専門部隊型チームとが協働し合うような工夫が重要だといわれています（**表1-2-1**）。

3 クリニカルパス

　クリニカルパスとは質の高い医療を効率的かつ安全、適正に提供するための手段として、科学的根拠（エビデンス）に基づいて開発された診療計画表です。医療チームは特定の疾患、手術、検査ごとに作成されたパスに則って患者の成果目標（アウトカム）を目指し、治療、検査、看護、処置、指導などを時間軸に沿って実践します（**表1-2-2**）。パスの導入により期待できる効果として、①計画性のある標準的医療を提供できる、②変動・異常を発見しやすく、早期に対応可能となる、③患者・家族の医療に対する理解が進む、④院内連携・地域連携など医療の継続性が維持できる、⑤医療チームの共同意識が向上する、⑥新人の教育ツールとなる、などが挙げられます。

　クリニカルパスはあくまで標準的な治療経過であり、言い換えれば順調に経過した場合のモデルです。反対に、アウトカムが達成されなかった場合や予定より早くアウトカムを達成する場合などをバリアンスといいます。バリアンスはデータとして蓄積し、クリニカルパスの評価改善をしながら常に最適化を図ります。

　ほかに、地域連携クリニカルパスを使用することで、急性期病院・回復期リハビリテーション病院・かかりつけ医など、地域生活期（療養期・維持期）の施設がシームレスに連携し、地域全体での医療の向上を図ることができます。

表 1-2-1　情報共有方法と職種の配置方法によるチーム医療の分類

	必要に応じて専門性の高い各職種がチームを形成	必要な職種を病棟に配置
多職種がカンファレンスなどにおいてすりあわせを行って情報を共有する	高い能力を持った専門職種が課題に応じてチームを編成し、カンファレンスなどですりあわせを行い情報共有するタイプ<専門部隊型チーム医療> 例）手術・集中治療など急性期医療の中核部分	例）回復期リハビリテーション病棟など
電子カルテやクリニカルパスなどを通じて情報を共有する	例）在宅医療など	専門職種を病棟に配置して多くの患者に直接サポートを行うタイプ<病棟配属型チーム医療> 例）栄養サポートやリハビリテーションなど急性期医療の周辺部分

（文献 1 を参考に作成）

表 1-2-2　パスの基本形

○○パス
患者名△△　　　　　　　　担当医師名☆☆　　　　　　　　　　　　　　　　時間軸 →

項目		STEP1	STEP2	STEP3	STEP4	STEP5
		前日	手術当日	術後 1 日	術後 2 ～ 6 日	退院日
	アウトカム（達成目標）	STEP1 のアウトカム	STEP2 のアウトカム	STEP3 のアウトカム	STEP4 のアウトカム	退院時のアウトカム
	タスク（ケア内容）	入院時の患者状態	医療チームが行う治療・処置・薬剤・リハビリ・検査・活動・栄養・清潔・排泄・教育など			
	バリアンス					

4　入院時から始まる退院支援

　一人の患者への医療サービスは、一つの病院や施設で完結するのではなく、対象が必要とする医療の内容によって病院や施設・診療所などが連携して提供されるものです。患者中心に考えると、病院は一時的な通過点にすぎません。したがって、それぞれの病院の機能に応じ、次に必要となる医療や生活を検討する必要があります（**図 1-2-4**）。

　退院支援は、医師の指示が出たときから始まるのではなく、入院時あるいは入院が必要とされた外来の時点から、退院に向けた生活を整えていく支援が開始されます。退院支援は、医師、看護師、理学療法士、管理栄養士、ソーシャルワーカーなどがチームを組み、各専門職の機能を活用し、役割分担を行いながら実践します。各専門職がカンファレンスにより、現在までの病状、治療状況、今後の見通し、退院後の生活の状況、患者を支える家族の状況などの情報を共有し、患者と家族にとって効果的に最善のケアが行われるよう

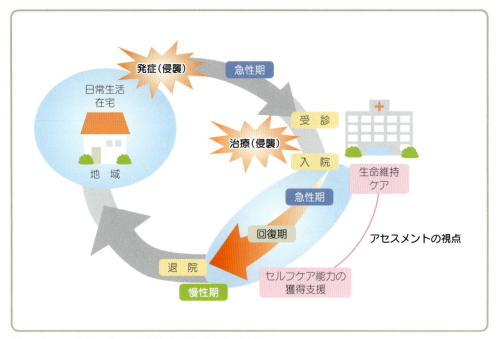

図 1-2-4 患者の生活を中心とした生活の視点

検討し進めていきます。場合によっては、患者や家族もカンファレンスのメンバーとして参加します。

　その中で、退院指導は看護師が担うケア行為です。例えば、手術療法後の患者に対して、身体機能の変化に適応するために必要なセルフケア技術の獲得を支援し、術後の合併症予防の注意点、退院後の生活の注意点などの理解を促すことです。ボディイメージの変化や、喪失感に対する心のケアなども含まれます。これらは、安心して元の生活に戻るために患者自身のセルフケア能力の再獲得を促進するための基盤となるケアとなります。このように整理すると、**退院指導は退院支援の一つとして位置付けられるものであり、退院指導イコール退院支援の全てではないこと**がわかります。

＊ 引用・参考文献
1) 厚生労働省チーム医療推進方策検討ワーキンググループ. チーム医療推進のための基本的な考え方と実践的事例集. 2011.
   https://www.mhlw.go.jp/stf/shingi/2r9852000001ehf7-att/2r9852000001ehgo.pdf
2) 櫃本真聿. 生活を分断しない医療：医療に「依存」する時代から医療を生活支援として「活用」する時代へ. 東京, ライフ出版社, 2013, 249p.
3) 奥田悦子ほか. 地域包括ケアシステムにおける高度急性期病院の役割. 看護管理. 27 (10), 2017, 820-4.
4) 角田直枝. 病院と地域をつなぐための他施設協働による看護師育成. 病院, 76 (5), 2017, 360-4.

（小澤 知子）

memo

| Part | 1 | 急性期看護の特徴 |

3 急性期看護に必要なアセスメント力

① 急性期看護のポイント：リスクを予測・回避し、回復を促す

　　急性期医療の現場は治療を優先した環境であり、侵襲的かつ攻撃的な治療が行われ、その対象は 60 歳以上が占める割合が高くなっています。急性疾患の発症、外傷や中毒、慢性疾患の急性増悪など、疾病や症状の始まりの時期にあり、かつ手術や大量の化学療法などの侵襲的治療や処置を必要とする患者が看護の対象となります。

　　看護師はまずこうした患者の状態を把握することが大切です。人間は刺激によって内部環境が乱されたとき、常に安定した環境に戻そうとする力、つまり恒常性（ホメオスタシス）によって生命を維持しています。急性期における刺激には、手術、外傷、熱傷、出血、疼痛、感染や精神的な緊張、不安、恐怖のほか、寒冷といった環境があります。この外的な刺激に伴う侵襲が加わると身体的・心理的影響を受け、反応が引き起こされます。

　　やがて身体機能が回復し、日常生活活動が行えるようになり、社会へ復帰します。こうしたプロセスのなかで、患者がもつ回復力を高め、患者の治癒力を最大限に発揮できるようにし、その人らしい生活が維持できるよう支援することが急性期看護の役割です。特に、侵襲の大きい時期には生命の維持と合併症の予防により早期回復を促すことが重要な目標になります。このように、急性期看護では侵襲によるリスクを予測し、回避しながら、回復を促すことがポイントになります。

② ナースが行うアセスメント：健康問題を立体的に把握する

　　アセスメントは看護過程の一要素であり、単独で機能しているものではありません。看護過程の展開とは情報収集、アセスメント、看護問題（看護診断）、看護計画、実施、評価、修正のサイクルを繰り返す活動です。このサイクルにおいて、事実から必要な情報を収集し、その情報の意味や看護の問題点をとらえることから始まります。

　　つまり、対象の状態や反応を適切に把握し、アセスメントを行うことで健康問題をとらえることができるのです。看護は病気を対象とするのではなく、生活する人間を対象とするので、問題を把握するには生活体である人間の健康問題に焦点を当てます。

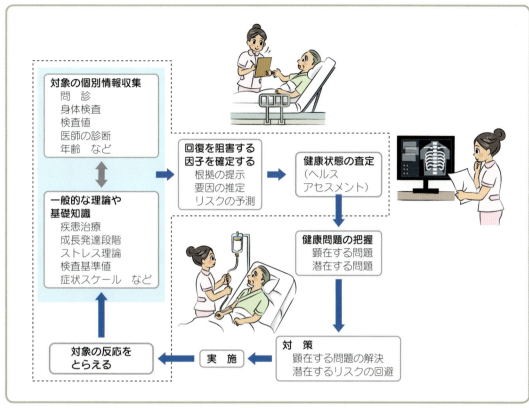

図 1-3-1　看護過程とアセスメント

　看護過程のサイクルのなかで、アセスメントとは、一般的な理論や基礎知識と対象の個別情報とを比較し、逸脱状態を見極め、回復を阻害している因子を推定し、健康状態の査定を行うことです。顕在する問題あるいは潜在する問題が把握されれば、対策を計画し、実施します。そして、対象の反応をとらえ、個別情報として、このプロセスが繰り返されます（**図 1-3-1**）。

　この過程はピンポイントで行うものでも平面で行うことでもなく、幾重にも、そしてあらゆる場面で立体的かつ複雑に行われていきます。アセスメントは常に対象の状況をいかに適切に把握するか、その反応をどう読み解くかにかかっています。

3　アセスメント力ってどんな力？

　アセスメントができるようになりたいと、看護職の誰もが願います。それは、的確な判断に基づく適切なケアを提供し、早期回復を望むからだと思われます。しかし、その力はどのようなものから成り立っているのでしょうか？

① 患者を知り、正しい情報を収集し統合する力

　患者に関する情報は山ほどある中から、必要な情報をとらえることが大前提になり、最初に行うのが概観をつかむための問診です。問診は単なる聞き取りの情報収集ではなく、コミュニケーションを通して、対象を理解しながら行う詳細な情報の収集です（**表1-3-1**）。問診で基本情報を聞き取りながら、患者の全体の様子を観察します。

　問診では、言語的コミュニケーションだけではなく、患者の表情や姿勢、しぐさ、動作、ふるまいなどの非言語的コミュニケーションからも重要な情報が得られます。また、全身状態を観察しながら身体計測やバイタルサインの測定を行います。

　患者の主訴を中心に身体の状況を観察していきます。この身体情報をとらえる技術として、フィジカルイグザミネーションがあります。フィジカルイグザミネーションでは、その部位だけでなく常に全身機能への影響や生活への影響や関連についても注意してみていくことが大切です。

　看護師が患者の主訴を深める情報を知りたいときは、「OPQRST」という視点も参考になります（**表1-3-2**）。

　フィジカルイグザミネーションだけでは、患者の身体の中の変化まで十分にはわかりません。検査値や画像が示す身体のサインを読むことが必要になります。この力があれば、現状の診断の指標や根拠がかなり明確になってきます。このほか、症状や状態のスケール

表1-3-1　患者の基本情報

患者情報	氏名、生年月日、年齢、性別、職業、住所など
主訴（困っていること）	患者自身が訴える苦痛や自覚症状など一番困っている問題、受診の動機など
現病歴（症状の経過）	発症から現在までの症状や状況の変化、および対処行動や受療行動など。また、症状については、発症様式、持続期間、部位、症状の内容、随伴症状、全身状態への影響など
既往歴（ほかの病気の経過）	現病歴以外の疾患とその対処および治療中の状況。これまでの入院や手術、復薬歴、アレルギーや輸血の有無など
生活歴（ライフスタイル）	24時間の過ごし方、生活習慣、職業、職場環境、食生活、嗜好品の有無など
家族歴	家族構成員の年齢および罹患した疾患、死因など

表1-3-2　OPQRST

Onset：発症機転	「いつから？」
Palliative & Provoke：寛解・増悪	「どんな時に良く / 悪くなる？」
Quality & Quantity：性状・強さ	「どんな症状か / どれくらいの症状か？」
Region：部位	「どこが痛くなる？」
Symptoms：随伴症状	「他にどんな症状がある？」
Time course：時系列	「各症状などの時間的関係を数直線上に視覚的に書く」

（文献1を改変）

や分類など、一般的な理論や基礎知識と比較して現状の程度を把握することも、ケアの根拠として有効になります。

　また、ベテラン看護師は、患者の生活の文脈（ストーリー）をとらえてその変化をアセスメントしていることも特徴です。標準値との比較というより、その患者にとってのいつもの値、数日前、前日との比較を行い、生活プロセスを背景にして読み取りアセスメントを行っています。

　以上のように、患者を知り、正しい情報を収集するためには、問診から得られた主観的情報、フィジカルイグザムの結果や検査データなどの客観的情報を統合してスクリーニングし、患者の生活の文脈（ストーリー）をとらえてその変化をアセスメントしながら問題の焦点化する力が求められます。

❷ 先を予測する力

　現状が把握できたら、このままであればどのような影響があるのか、また、この先にどのようなリスクが生じる可能性があるのかを考えます。この場合、一般的な病態や予後、治療の進め方、侵襲から回復する過程などの知識があれば、その全体像をイメージすると現在の段階を想定することができます。常に先を予測しつつ、全体性をとらえた中での今を考えていく力が大切になります。

❸ 判断し行動する力

　このことが問題であるということを判断し決定する力です。正しい情報を収集し（表 1-3-3）、データが読め、先を予測することができても、そのことが問題であるという判断が行われ、行動に移さなければ、絵に描いた餅になってしまいます。すばらしいアセスメントができても、実践につながっていなければ意味を持ちません。ここまでできて、はじめて意味のあるアセスメントになるのだと考えます。

　特に急性期看護では対象の変化が早いので、その情報と反応とをキャッチして判断し行動するということは、ほぼ同時に行われています。したがって、対象にとってより良い結果が得られるよう、対象に合わせた判断と行動をとることが、臨床看護における看護の質に影響を与えることは間違いないでしょう。

表 1-3-3　急性期看護のアセスメントの視点

呼　吸
循　環
消化・排泄
意識状態
疼　痛
創傷治癒状態
活動と休息
心理状態
生活習慣
侵襲から回復過程に沿って、患者の生活に及ぼす影響

4 アセスメント力を鍛える方法

　アセスメントは情報収集からすでに始まっています。必要な情報を看護の枠組みにより収集し、それを再度統合して、この患者の問題としてとらえることが必要です。情報が散漫だと、何が問題なのかがわからなくなってしまいます。そこで、まずは情報収集の方法（**表1-3-4**）と、情報から焦点化するアセスメントのステップ（**表1-3-5**）を鍛える必要があります。これらを習慣づけることが、アセスメント力を鍛えるトレーニングの一歩になります。このステップをポケットに忍ばせて、意図的に個人トレーニングを進めてもよいかもしれません。

　アセスメント力を鍛えるにはさまざまな方法がありますが、一例として、自己研鑽と同時に他者の力を借りて基礎を身に付け、実践応用へ発展させていくトレーニングの方法をご紹介します。毎日の担当患者さんの看護を通してできる個人トレーニング（**図1-3-2**）と、仲間の力を使って行う集団トレーニングとがあります（**図1-3-3**）。

　本書では個人トレーニングを行うことを目的に、急性期看護で見られる事例を取り上げてポイントを絞り、構成しました。全人的ケアのためには、一部分のアセスメントだけでは十分ではないのですが、考え方をトレーニングして、今後の応用発展へとつなげていきましょう。

表1-3-4　情報収集の方法

1　電子カルテなど記録物から情報を得る
2　医師や多職種から情報を得る
3　患者や家族と直接会ってニーズ、訴え、経過などの情報を得る
4　問診とフィジカルアセスメント（視診・聴診・打診・触診）から情報を得る
5　測定（測定値・スケールなど）により情報を得る

表1-3-5　情報から焦点化するアセスメントのステップ

1　対象に起こっている事実をとらえる（顕在する情報の確認）
2　患者から得た情報を根拠に、知識・理論と比較しどのような状態であるのか判断する（根拠の提示）
3　情報から原因や影響要因を探る（推測と焦点化）
4　今ある情報から、今後に起こりうる影響やリスクを予測する（リスクの予測）
5　状態に対して必要なケア、あるいは影響やリスクを回避するためのケアを提示する（対策の推定）
6　統合した問題点を整理する。あるいは関連因子・診断指標・診断ラベルを導く（対象の看護上の問題）

（文献2を改変）

① 訴え、身体症状、心理的状況など、いまある看護の個別情報（顕在的情報）をキャッチする
② どのような情報が必要かは、一般的な理論や基礎知識を指標に使う
③ ①と②を照らし合わせて考え、正常から逸脱している状況はないか、その因子は何かを考える
④ ①と②を照らし合わせて考え、今後の経過で正常逸脱の危険性はないか、その因子は何かを考える
⑤ その因子に働きかけ、健康回復を促す方法を計画する
⑥ 実施した結果の反応を情報としてキャッチし、健康回復を目指して繰り返しケアを実施する

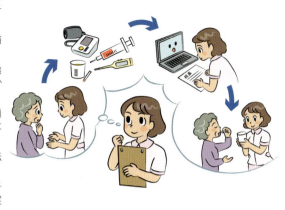

図 1-3-2 アセスメント力を鍛える方法：個人トレーニング

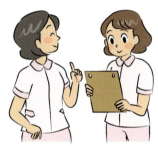

① 他者との振り返り
個人トレーニングの方法に沿って検討した内容をチームメンバーあるいは先輩などに相談しながら、自分の看護を他者に伝えながら振り返る
他者の意見を取り入れながら、自分の考えを発展させる力をつけていく

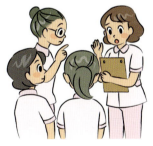

② カンファレンスによる検討
一般的な知識や標準的なケアだけでは解決できない事象や予期していない状況など、どのように読み取ることができるのか、みんなで考え、最善のケアを見出す
新人ナースは経験のあるナースのアセスメントを学ぶ機会を得ることができる
また、経験に基づく実行可能な発展的ケアを導き出すことができる

図 1-3-3 アセスメント力を鍛える方法：集団トレーニング

＊引用・参考文献
1) 急性腹症診療ガイドライン出版委員会．急性腹症診療ガイドライン2015．東京，医学書院，2015, 54.
2) 小澤知子．現場の悩みにズバッと！第8回：記録記載基準を浸透させる方法．看護きろくと看護過程．20 (6), 2010, 45-6.
3) 小澤知子．ナビトレ 新人ナースもも子と学ぶ急性期看護のアセスメント：「あと一歩」の実践力が身に付く！．大阪，メディカ出版，2011．(Smart nurse Books 05)

（小澤 知子）

Part 2

身体的アセスメント

Part 2　身体的アセスメント

　侵襲と生体反応

　身体的アセスメントを学ぶにあたり、まず一つ事例を見てみましょう。術前と術後の変化はどこにあるのでしょうか？　その理由は？　検査データの結果（**表 2-1-1**）からわかることは何か、考えてみてください。

事例紹介

Tさん、74歳、男性。身長166cm、体重60kg。胃がんと診断され、胃全摘術を受けました。手術時間は5時間、術中出血量400mL、術中輸液量4,500mL、術中尿量500mLでした。ウインスロー孔にドレーンを留置しています。術後1日目のバイタルサインは血圧102/62mmHg、脈拍数98回／分、呼吸数20回／分、体温37.5℃、SpO₂ 96%です。

表 2-1-1　事例の術前術後の検査データ

検査データ	術　前	術　後
RBC	465	347
Hb	14.5	10.8
Ht	42.1	32.6
Plt	18.3	9.4
TP	7.4	4.7
Alb	4.6	2.7
WBC	4.4	9.1
CRP	0.02	8.4
GLU	116	160
AMY	84	593
AST	21	45
ALT	30	50
Na	139.4	142
K	4.2	4.6
Cl	106	108.5
BUN	20	20.1
Cre	1.06	1.05
PT	11.8	14.4
APTT	30.1	36.9

表 2-1-2　事例のアセスメント例

検査データ	何を見ているか	術　前	術　後
RBC	血漿量	465	347
Hb		14.5	10.8
Ht		42.1	32.6
Plt	止　血	18.3	9.4
TP	栄養状態	7.4	4.7
Alb		4.6	2.7
WBC	感染徴候	4.4	9.1
CRP		0.02	8.4
GLU	糖代謝	116	160
AMY	膵機能	84	593
AST	肝機能	21	45
ALT		30	50
Na	電解質	139.4	142
K		4.2	4.6
Cl		106	108.5
BUN	腎機能	20	20.1
Cre		1.06	1.05
PT	凝　固	11.8	14.4
APTT		30.1	36.9

　血液検査データを見るときには、一つひとつの項目を確認しながら見ることに加え、複数のデータを見て判断することもあります。数値がどう変化しているのか、その原因を考えます。

　表2-1-2を見てください。RBC、Hb、Htが術前に比べて低下しているのは、術中の出血のためだと考えられます。Pltも同様です。TP、Albも低下しており、これは手術侵襲によってタンパクが分解されたためです。WBC、CRPは増加しています。これも手術侵襲による炎症反応です。GLUは高値で、手術侵襲、糖新生による高血糖です。AMYが高いのは、術後合併症（膵液漏）が考えられます。AST、ALTが高いのは、全身麻酔による影響です。

　このように、術後のデータを見て、それが手術侵襲の影響なのか、異常なのかを判断し、患者の状態と合わせ、どのように影響しているのか、今後どのような変化が予測されるのかを考える必要があります。

1 侵襲とは

　生体は外部環境が変化しても内部環境は生命活動を維持するために平衡を保とうとします。これを恒常性（ホメオスタシス）といいます。生体侵襲とは、生体の内部環境を乱す可能性のある外部からの刺激のことで、手術や外傷などで生体が急激な損傷を受けることがそれにあたります。侵襲による生体反応には「神経内分泌反応」と「サイトカイン誘発反応」とがあります。

1 神経内分泌反応

　手術による侵襲が加わった生体は、視床下部より脊髄交感神経と脳下垂体前葉（前葉・後葉）に指令を出し、ホルモンの分泌を促進します（図 2-1-1）。組織を修復しようと、エピネフリン・ノルエピネフリン・グルカゴン・糖質コルチコイド・成長ホルモンがグリコーゲン・タンパク・脂質を分解し、糖新生を促進します。そのため血清タンパクの減少および高血糖が生じます。また、細胞外液が血管外へ漏出し循環血液量が減少するため、レニンや抗利尿ホルモンの分泌、水・Naの再吸収の促進、Kの尿中排泄、尿量の減少が

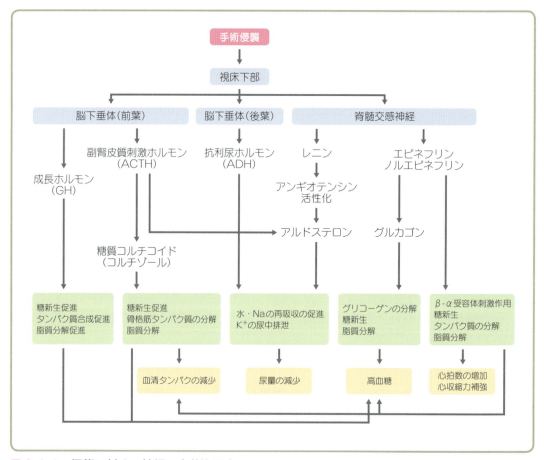

図 2-1-1　侵襲に対する神経・内分泌反応

（文献1より引用、一部改変）

起こります。エピネフリンとノルエピネフリンが分泌されることでβ-α受容体が刺激され、心拍数の増加や心収縮力の増加が起こります。

② サイトカイン誘発反応

手術による組織損傷が起こると、局所に炎症反応が引き起こされ、マクロファージ・単球・リンパ球の免疫担当細胞が活性化され、IL-1・IL-6・TNF などのサイトカインが産生されます。サイトカインは各細胞および各組織間の情報を伝達する情報伝達物質です。手術侵襲はこのサイトカインの産生を誘発し、情報伝達による生体防御反応として急性相反応性タンパク（CRP）産生・抗体産生・骨髄細胞分化・細胞増殖・血管新生が起こります（サイトカイン誘発反応）。

この反応は、侵襲が大きければ局所から全身に及び、全身に炎症が起こると全身性炎症反応症候群（systemic inflammatory response syndrome；SIRS）となります。SIRS の指標は、①体温、②脈拍数、③呼吸数、④白血球数です（**表2-1-3**）。SIRS の状態が続くと、臓器の細胞障害から多臓器不全が起こります。

2 ムーアによる術後の回復過程

ムーアは術後の回復過程を4相に分類し、その時期に起こる生体反応と回復過程とを示しています。第1相および第2相は内分泌性変動と代謝性変動が見られる異化期であり、第3相および第4相は組織の修復と体力の回復とが見られる同化期です。それぞれの時期の特徴を理解しておくと、患者の状態を観察するときに役立ちます（**表2-1-4**）。

① 第1相

第1相は術直後～3日目頃で、異化期（傷害相）といわれます。グリコーゲン・タンパク・脂質が分解され、タンパク異化が亢進し、糖新生が起こる時期です。尿中窒素排泄量が増加して、負の窒素平衡となります。循環は出血・不感蒸泄の増加・サードスペースへの移行により循環血漿量が減少し、頻脈となります。呼吸は術中の全身麻酔で人工呼吸が行われており、筋弛緩薬により呼吸筋が弛緩した状態であったことから、呼吸中枢が抑制されている状態です。腸蠕動音も筋弛緩薬による影響で蠕動が停止している状態です。骨格筋も筋弛緩薬による影響で完全脱力あるいは脱力感のある状態です。意識は麻酔から

表2-1-3　全身性炎症反応症候群（SIRS）の指標

①体温の変動（36℃未満または 38℃以上）
②脈拍数の増加（90 回／分以上）
③呼吸数の増加（20 回／分以上）または
　動脈血二酸化炭素分圧（$PaCO_2$）32 Torr 未満
④白血球数 12,000/μL 以上もしくは 4,000/μL 以下
　または未成熟細胞 10％以上
上記のうち2項目以上を満たす場合を全身性炎症反応症候群という

覚めたばかりで、呼びかけには反応しますが傾眠傾向にあり、周囲への関心が低い状態です。また、侵襲による発熱があります。

② 第2相

第2相は術後2〜4日後で、副腎機能が正常化し、タンパク代謝が異化から同化へ移行し、尿中窒素排泄量が減少して正の窒素平衡となります。そのため異化〜同化期（転換相）ともいわれます。侵襲による炎症反応から回復し、サードスペースから血管内へ細胞外液が戻ってくることに伴い尿量が増えます。そのため利尿期ともいわれます。腸の水分も吸収され、腸の浮腫が減少し、腸蠕動も再開します。活動性は戻ってきますが、発熱による倦怠感があります。疼痛があり、痰の喀出困難により無気肺となるリスクがあり、酸素飽和度も不安定な状態です。周囲への関心も出てきますが、この時期よりせん妄が起こることがあります。

③ 第3相

第3相は術後6日〜数週間で、窒素バランスが負から正に戻り、筋力回復が得られる時期で、同化期（筋力回復相）といわれます。筋タンパクが合成されていき、経口栄養も開始されることで、創傷治癒が促進されていく時期です。自主的な行動が増え、活動性や支持力、安定性が増していきます。

表2-1-4　生体反応の特徴

相	状態	術後時期	生体反応の特徴				
			意識	呼吸	循環	腸蠕動	骨格筋
第1相	異化期（傷害相）	術直後〜3日	傾眠傾向、周囲への関心が低い	呼吸中枢抑制による人工換気・酸素投与→呼吸状態不安定	抗利尿状態：水分がサードスペースにたまる　循環血漿量が減少する	麻酔により腸蠕動が停止する	完全脱力　ふらつき、脱力感あり　発熱
第2相	異化〜同化期利尿期（転換相）	術後2〜4日	周囲への関心が出てくる	酸素飽和度不安定、疼痛、痰の喀出困難、無気肺	循環血液量が増加し尿量が増える	水分が出て、腸の浮腫が減る	活動性を取り戻す
			せん妄		心臓・腎臓に負担がかかり、高血圧、不整脈、心不全、肺水腫	蠕動開始　排ガス、排便あり	発熱による一過性の倦怠感
第3相	同化期（筋力回復相）	術後6日から数週間	自主的に行動する			経口栄養開始	活動性、支持力、安定性
						創傷治癒過程促進	
第4相	脂肪蓄積期（脂肪増加相）	第3相から数ヵ月					安定した体力を自覚する

❹ 第4相

第4相は第3相後から数ヵ月で、侵襲後のホルモン変動が消失し、脂肪が蓄積し体重が増加する時期で、脂肪蓄積期といわれます。安定した体力を自覚します。

3 侵襲に関する知識を看護に活かす

❶ 術前の検査データの把握

術前の検査データが正常値から外れていると、術後に合併症を来すリスクが高くなります。術前の検査データを把握し、術前に治療が行われる可能性があることを念頭に置き、合併症の起こるリスクを予測しながら観察していく必要があります。

（1）低栄養（TP、Alb低値）や高血糖、肝機能に問題がある場合

術後にタンパク異化、高血糖が起こるため、感染リスクが高まります。

（2）腎機能に問題がある場合

傷害期に循環血漿量が減少し、腎不全になるリスクが高まります。

（3）心機能に問題がある場合

利尿期に循環血漿量が戻ってきたときに心臓や腎臓に負担がかかり、心不全や肺水腫、腎不全を起こす可能性があります。

❷ 術後の発熱

術後に侵襲による発熱が起こりますが、術後3日目以内の発熱は侵襲熱や吸収熱であることが多く、どちらもピークは術後48時間ぐらいまでだとされています。侵襲熱は炎症性サイトカインが組織を修復するために必要な物質であるプロスタグランジンE2をつくり、その物質が発熱を促すために起こる熱です。吸収熱は組織破壊が起こったときの血液や組織の分解産物の吸収による熱です。

一方、術後3日目以降の発熱は感染が原因であることが多く、創感染、肺炎、尿路感染、カテーテル感染、消化管の縫合不全や膵炎、腹膜炎などが考えられます。時期的なことも考慮しますが、感染による発熱ではないかを疑って観察する必要があります。

体温が1℃上昇すると代謝は7～13%上昇し、40℃では60%にものぼります。39℃以上の高熱が続くとタンパク質がエネルギー消費に利用されるため、体力の消耗が激しくなります。体温が40℃を超えるとタンパク変性が、41.5℃以上になるとミトコンドリア障害が起こり、42～43℃以上の高熱が続くと溶血などの不可逆性変化が生じます。術後3日目以内で、侵襲による発熱と判断しても、身体への影響を踏まえてクーリングなどの対処が必要です。

3 循環動態の変化

　第1相では血漿が血管内からサードスペースへ移行することにより循環血漿量が減少し、第2相では血漿がサードスペースから血管内へ戻ることにより循環血漿量が増加します。それに伴って尿量が変化します（図2-1-2）。

　サードスペースへの移行とは、侵襲による炎症反応に伴い血管透過性が亢進することで細胞外液が血管内から滲出し、サードスペースに貯留することです。血管透過性の亢進とは、組織の損傷や炎症によりブラジキニンやヒスタミンなどの物質が血管内皮細胞（毛細血管壁）を収縮させることで隙間ができ、血漿タンパクなどの高分子物質が血管外へ漏出することをいいます。サードスペースとは「細胞内」でも「血管内」でもなく、組織間液と同じスペースに存在するのですが、組織間液（血漿との間を行き来しながら、物質を運搬交換し、恒常性を維持している）とは異なり、電解質を調整する機能はないため、「第3の空間」「非機能相」などといわれています。

4 その他

　呼吸、代謝、腸蠕動、意識などの反応も、時間ごとに変化していきます。変化を観察していくなかで、その反応がいつまでなら正常で、いつからは異常ととらえるのかを知っておく必要があります。たとえば、腸蠕動音は、術後72時間以内までは動いていなくても正常としてとらえ（生理的イレウス）、72時間以降は異常と判断します（麻痺性イレウス）。ただし、72時

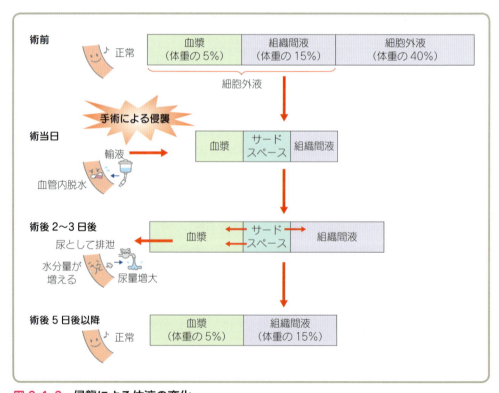

図 2-1-2　侵襲による体液の変化

間までに全く離床していなければ、合併症を来すリスクは高まるでしょう。呼吸についても同様です。いつまでも離床しない状況では、無気肺や肺炎のリスクが高まることになります。経過観察とともに、合併症を起こさないための予防的なケアも行っていく必要があります。

引用・参考文献

1)"手術侵襲と生体反応". 周術期の臨床判断を磨く：手術侵襲と生体反応から導く看護. 鎌倉やよいほか. 東京, 医学書院, 2008, 4.

（原田 竜三）

Part 2 　身体的アセスメント

2 呼吸

事例① 患者の呼吸状態をどう読む？

このケースで "鍛える力"

患者の呼吸状態や検査データから患者の状態を読み解く力

事例紹介

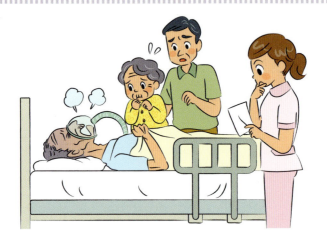

Aさん、83歳、男性。既往歴に慢性閉塞性肺疾患（COPD）があります。1週間ほど前から息苦しさを感じていましたが、受診はしていませんでした。今朝、息苦しさが増強したため救急車で来院しました。入院時より1L/分で酸素の投与が開始されました。

 バイタルサイン（来院時）

血圧 142/86mmHg　脈拍 90回／分　心拍 30回／分　体温 38.3℃
SpO_2 90% (room air)
動脈血液ガス分析結果　pH 7.31　$PaCO_2$ 56mmHg　PaO_2 60mmHg
HCO_3^- 24.0mEq/L　SaO_2 90%

考えてみよう！
- 酸素化を評価するためにポイントとなる情報は？
- 患者の既往と現在の状況から、酸素投与に伴い注意すべき点は？

事例のアセスメント例

　来院時の動脈血液ガス分析の結果から、低酸素血症、高炭酸ガス血症が生じて呼吸性アシドーシスの状態にあると考えられます。また発熱に伴う酸素消費量の増加があるため、酸素投与がなければ酸素化を維持できない状況です。患者はCOPDであり、息を吸うことはできても呼出しきれないので、二酸化炭素が貯留しやすい状態です。二酸化炭素の貯留に伴う呼吸状態や意識状態の変化に注意して観察していく必要があります。

　以上のことから、Aさんには呼出力の低下、酸素消費量の増加に関連したガス交換障害があると考えられます。

事例の看護計画例

看護問題：呼出力の低下、酸素消費量の増加に関連したガス交換障害
看護目標：呼吸苦が軽減される
看護計画：

O-P
1. バイタルサイン
2. 呼吸状態（呼吸数、リズム、深さ、胸郭の動き、肺音）
3. 呼吸苦の有無、息切れの有無、チアノーゼの有無、顔色
4. 胸痛、胸部重圧感の有無
5. 咳嗽の有無、痰の有無・量・色・性状
6. 酸素投与状況（投与経路、酸素量など）
7. CO_2ナルコーシス症状（頭痛、傾眠、不穏、混乱、意識レベルの低下など）
8. 体位保持状況
9. IN/OUTバランス
10. 検査データ（血液ガス分析、胸部X線、胸部CTなど）

T-P
1. 医師の指示に基づく酸素投与
2. 医師の指示に基づく薬物の確実な投与、輸液管理
3. 安楽な体位を整える

4. 深呼吸を促す

5. 環境整備、室温管理

E-P 1. 呼吸苦が増強した場合には、すぐに看護師を呼ぶように説明する

2. 安静を保つ必要性と、安楽な体位で過ごすことを説明する

3. 深呼吸の方法とその必要性を説明する

O-P＝観察項目、**T-P**＝ケア項目、**E-P**＝指導項目（以下すべて）

1 呼吸のしくみ

　呼吸とは、細胞が働くために欠かせない酸素を体内に取り込み、体内で代謝した二酸化炭素とを交換（ガス交換）し、二酸化炭素を体外に排出することです。肺におけるガス交換は、換気（息を吸い込み酸素を取り込み［吸気］、息を吐き出すことで二酸化炭素を吐き出す［呼気］）、拡散（ガスの分圧差によって酸素と二酸化炭素が移動する過程）、肺循環（右心室→肺動脈→肺胞の毛細血管でのガス交換→肺静脈→左心房という過程）という過程を経ます。肺循環には血液を送り出す心臓のポンプ機能が不可欠です。

　肺は自ら伸縮することはできません。呼吸筋（横隔膜や肋間筋など）を動かすことで胸腔のスペースを変化させ、肺（肺胞）を伸縮させます。吸気時には横隔膜が収縮して下がり、外肋間筋が収縮することで肋骨が引き上がり、肺が広がって空気が入ります。呼気時は収縮した横隔膜が弛緩して上がり、内肋間筋が収縮して肋骨が引き下げられ、肺胞内の空気を吐き出します。

2 呼吸状態のアセスメント

1 主観的情報（問診）

　問診は緊急度の判断や原因を推測する上で重要です。症状がある場合は具体的に質問します。酸素運搬能の低下により呼吸苦などが生じる場合もあるため、既往歴では循環に関する情報も大切です。また、患者の主観的情報と客観的情報とが一致していないこともあるため、両方を合わせて収集することが大切です。

2 客観的情報（呼吸状態の観察）

（1）呼吸数とリズム

　成人の正常な呼吸数は 12 〜 20 回／分、リズムは規則的、左右均等で、吸気と呼気と休息期の割合は 1：1.5：1 です。一般的に男性、小児、高齢者は腹式呼吸が、女性は胸

表 2-2-1　呼吸の分類

		特　徴	呼吸のパターン	主な状態・原疾患
正常（胸式、腹式、胸腹式）		12 〜 20 回／分（成人） 1 回換気量は 500mL 程度 規則的		
回数の異常	頻呼吸	21 回／分以上（成人） 呼吸数が増加し、深さは変わらない 規則的		呼吸器疾患、発熱など
	徐呼吸	12 回／分以下（成人） 呼吸数が減少し深さは変わらない 規則的		頭蓋内圧亢進、睡眠・麻酔薬投与時など
深さの異常	過呼吸	呼吸数は変化しないが深さが増加する 1 回換気量が増加する		過換気症候群、甲状腺機能亢進症など
	減呼吸	呼吸数は変化しないが深さが浅い 1 回換気量が減少する		睡眠薬投与時など
回数と深さの異常	多呼吸	呼吸数と深さが増加する 規則的		肺塞栓、過換気症候群など
	少呼吸	呼吸数と深さが減少する 規則的		麻痺、死亡直前
	無呼吸	呼吸が停止した状態		死亡、睡眠時無呼吸症候群
	浅促呼吸	浅い呼吸 呼吸数が増加し深さが減少する		気管支炎、肺気腫など
型の異常	鼻翼呼吸	吸気時に鼻翼が張って鼻孔が広がり、喉頭を下に大きく動かす		肺炎、気胸、重篤な呼吸不全
	下顎呼吸	吸気時に喘ぐように下顎を動かしながら気道を広げて空気を取り入れようとする		呼吸停止直前、重篤な呼吸不全
	陥没呼吸	吸気時に肋間や肋骨の下方がへこむようにみえる		小児の上気道閉塞、特発性呼吸窮迫症候群
リズムの異常	チェーンストークス呼吸	周期的に呼吸と無呼吸を繰り返す 呼吸期では徐々に深く速い呼吸になり、その後遅く浅い呼吸となり無呼吸になる		重症心不全、頭蓋内圧亢進、脳出血・脳腫瘍など
	ビオー呼吸	無呼吸から突然深く速い呼吸へと移行する 周期性はなく不規則で一過性		髄膜炎、頭部外傷など
	クスマウル大呼吸	深くて大きな呼吸 規則的		糖尿病性ケトアシドーシス、尿毒症など

式呼吸が多いです。胸式呼吸に比べ、腹式呼吸は横隔膜を動かすことで胸腔内のスペースが広がり、換気量が多くなります（**表 2-2-1**）。

（2）胸郭の拡張性（触診）

　上部胸郭は正常の場合、左右対称で、吸気時に上部胸郭は前上方へ広がります。動きに制限がある場合は COPD などの可能性があります。呼吸に伴う手掌振動（ラトリング）

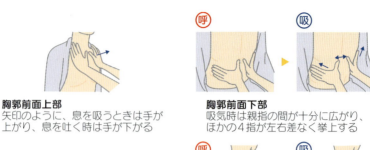

図 2-2-1　胸郭の拡張　　　　　　　　　　　　　　　　　　　　　　　（文献1より引用）

を触知するときは、痰などの分泌物が貯留していることがあります。

　下部胸郭は正常の場合、呼吸に合わせて外方へ広がり、拇指間が3～5cm程度左右対称に広がります。左右差がある場合は、気胸や無気肺、胸水貯留などの可能性があります（図 2-2-1）。

（3）呼吸音の種類（聴診）

　左右交互に吸気と呼気の両方を聴取します。正常呼吸音か否か、左右差はないか、吸気・呼気の割合、音の高さ・大きさ・性質、副雑音の有無・副雑音は連続性か断続性かなどを評価します（図 2-2-2）。

（4）咳嗽の分類

　咳嗽はその性質や持続期間によって分類することができます。原因疾患により違いがあり、咳嗽の有無に加えて主観的／客観的情報も重要です。咳嗽が続く場合は息切れや疲労感などの症状を伴うことがありますので、随伴症状の観察も必要です（表 2-2-2）。

持続期間による分類：

- 急性咳嗽（acute cough）…持続期間が3週間未満
- 遷延性（亜急性）咳嗽（subacute cough）…持続期間が3週間以上8週間未満
- 慢性咳嗽（chronic cough）…持続期間が8週間以上

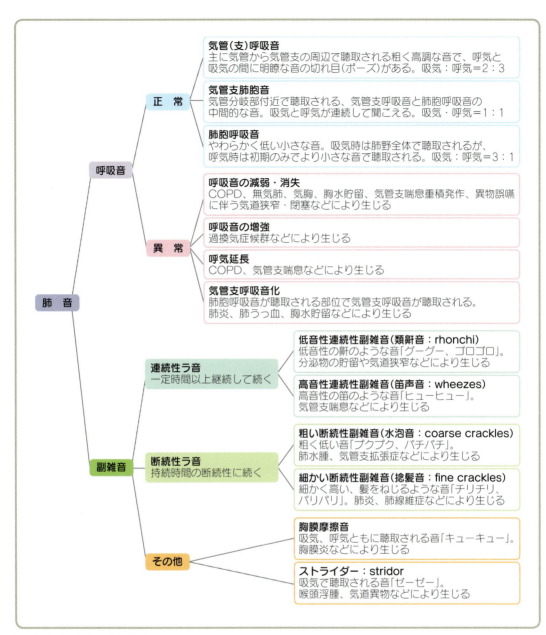

図 2-2-2　呼吸音の種類

性質による分類：

- 乾性咳嗽…痰を伴わない咳。刺激性ガスや異物などの物理的・化学的刺激、冷気などの温度刺激や炎症などが気道粘膜を刺激して起こります。
- 湿性咳嗽…痰を伴う咳。気道内の分泌物などの刺激により起こります。

(5) 痰の性状による分類

痰はその性状によって分類することができ、疾患により特徴的な性状が見られる場合があります。痰の量、色、性状を確認することは重要です。

表 2-2-2　咳嗽の種類と主な原因疾患

持続期間	痰の有無	主な原因疾患
急 性	乾 性	異物、上気道炎、気胸、肺塞栓症、無気肺、マイコプラズマ、クラミジアなどによる肺炎、過敏性肺炎、薬剤性肺炎、百日咳など
	湿 性	咽頭炎・喉頭炎、気管支炎、細菌性肺炎、誤嚥性肺炎、肺化膿症、肺水腫、心不全など
遷延性（亜急性）	乾 性	咳喘息、アトピー咳嗽、胃食道逆流症（GERD）、感染後咳嗽など
	湿 性	副鼻腔気管支症候群、肺結核など
慢 性	乾 性	咳喘息、アトピー咳嗽、胃食道逆流症（GERD）、間質性肺炎、肺がん、心因性咳嗽など
	湿 性	副鼻腔気管支症候群、後鼻漏、慢性気管支炎、気管支拡張症、肺がんなど

3　動脈血液ガス分析

① 換気状態

（1）酸素飽和度と動脈血酸素分圧

　　酸素飽和度と動脈血酸素分圧は酸素化の重要な指標の一つです。酸素飽和度とは、酸素と赤血球中のヘモグロビンが結びついている割合を示し、正常値は 95％以上です。動脈血液ガス分析による測定値を動脈血酸素飽和度（SaO_2）、パルスオキシメーターによる測定値を経皮的動脈血酸素飽和度（SpO_2）と表します。パルスオキシメーターは光の透過性を用いて測定するため、末梢循環障害など血流が低下している場合や、マニキュアなどのために光がさえぎられる場合などでは誤差を生じることがあり、注意が必要です。

　　動脈血酸素分圧（PaO_2）は、ガス交換が正しく行われているかの指標となります。動脈血酸素分圧と酸素飽和度の関係性を示したのが酸素解離曲線です（図 2-2-3）。SpO_2が 90％以下の場合、PaO_2 は 60mmHg 以下となり、呼吸不全の目安です。酸素解離曲線を用いて SpO_2 からおおよその PaO_2 が判断できるため、経時的な呼吸状態の評価に活用することができます。酸素解離曲線は体温や血液の pH、血中二酸化炭素の状態によって影響を受けるので注意が必要です。

（2）動脈血二酸化炭素分圧

　　動脈血二酸化炭素分圧（$PaCO_2$）は、換気が正しく行われているかの指標となります。通常、血中二酸化炭素濃度が増すと呼吸回数は増加し、血中二酸化炭素濃度が低下すると呼吸回数は減少することで調整されます。しかし、慢性呼吸不全の状態にあったり、肺や胸郭の動きが不十分で換気量が減少している場合は血中二酸化炭素濃度がもともと高いため、血中の酸素濃度で呼吸を調整します。酸素濃度が低下すると呼吸回数は増加し、酸素濃度が増加すると呼吸回数は減少します。そのため、慢性呼吸不全状態にある患者に高濃度酸素を投与する場合、血中酸素濃度が高まって呼吸回数を減少させることで二酸化炭素

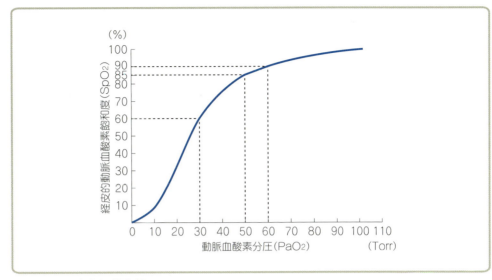
図 2-2-3　酸素解離曲線

濃度が高まり、体内に二酸化炭素が蓄積して意識障害や呼吸抑制などの中枢神経異常を呈する状態（CO_2 ナルコーシス）に注意が必要です。

2　pH バランス

pH は血液の水素イオンの濃度で、血液が酸性あるいはアルカリ性のどちらの状態にあるかを示します。pH のバランスは呼吸（CO_2）と代謝（HCO_3^-）で決まります。$PaCO_2$ は換気量で変化しますが、数値が高いほど血液の pH は低くなり（呼吸性アシドーシス）、低いほど血液の pH が高くなります（呼吸性アルカローシス）。重炭酸イオン（HCO_3^-）の正常値は 24～26mEq/L です。HCO_3^- は近位尿細管で再吸収されるのですが、再吸収量の程度によって動脈血の pH バランスが調整されます。

pH のバランスを保つために、呼吸と代謝は互いを補う働きをします（代償作用）。そのため、HCO_3^- が正常値内にあるかどうかによって、呼吸性アシドーシス／アルカローシスの状態になってから時間が経過しているかどうかをアセスメントすることができます。

4　低酸素血症

空気を吸い込み肺胞へ酸素を取り込む段階（換気）と、肺胞から血中へ酸素を取り込む段階（ガス交換）のいずれかで障害が起こると、低酸素血症となることがあります。肺胞の障害などによりガス交換が行われず、動脈血液中の酸素が不足している状態で、身体は呼吸数や心拍数を増やすことで酸素の補填を図ります。慢性呼吸不全や肺・胸郭が動かなくなるような疾患で低換気状態にあると二酸化炭素が蓄積されますが、二酸化炭素は酸素

に比べ拡散しやすいため、肺胞が障害された状態でも血中の二酸化炭素は正常が保たれます。低酸素状態では、頻呼吸、頻脈、血圧上昇、呼吸困難、チアノーゼ、精神状態の変化（無関心、判断力の低下、不安感、錯乱、せん妄、意識喪失など）、不眠など、さまざまな症状が見られます。

5 酸素療法

　大気中の酸素濃度（約21％）では身体に十分な酸素を供給することができない場合、低酸素血症の改善および関連症状の予防・改善、心肺機能の負荷を軽減することを目的に酸素が投与されます（**表2-2-3**）。

表2-2-3 酸素投与方法とのその特徴

流　量	投与方法	流　量 (L/分)	FiO_2 (%)	特　徴
低流量	経鼻カニュラ	1 2 3 4 5 6	24 28 32 36 40 44	• 取り扱いが簡便 • 酸素吸入しながら会話や食事ができる • 閉塞感や圧迫感は少ない • 口呼吸や鼻閉塞時には効果が少ない • 酸素流量6L/分まで→鼻粘膜の乾燥や損傷リスクがあるため • 患者自身の換気量に左右されやすい
	フェイスマスク	5〜6 6〜7 7〜8	40 50 60	• 取り扱いが簡便 • 鼻カニュラよりも多くの酸素投与が可能 • 高濃度の酸素投与が可能 • 圧迫感や閉塞感がある • 食事や会話がしにくい
高流量	ベンチュリーマスク	4（青） 4（黄） 6（白） 8（緑） 8（桃） 10（橙）	24 28 31 35 40 50	• 一定の吸入気酸素濃度が必要な時に使用する • 設定酸素濃度によって酸素流量とダイリューターを合わせて使用する • 高濃度の酸素投与が可能 • 圧迫感や閉塞感がある • 食事や会話がしにくい • 高濃度酸素投与によるCO_2ナルコーシスなどのリスクがある患者への投与には注意が必要
リザーバー	リザーバー付酸素マスク	6 7 8 9 10	60 70 80 90 90〜	• 酸素流量6L/分以上 • 高濃度の酸素投与が可能 • 圧迫感や閉塞感がある • 食事や会話がしにくい • 高濃度酸素投与によるCO_2ナルコーシスなどのリスクがある患者への投与には注意が必要

FiO_2：吸入酸素濃度
ベンチュリーマスクでは（　）にダイリューターの色を示す

1 低流量システム

医療機関から在宅まで広く使われています。患者の1回換気量以下の酸素を供給し、不足分の吸気はマスク周囲から流入する大気によって補われます。そのため、同じ酸素流量であっても、患者の呼吸パターンによって吸入酸素濃度は変化します。

2 高流量システム

酸素と空気の混合ガス流量を正確に調節できるため、患者の呼吸パターンに左右されずに一定の吸入酸素濃度を供給することができます。

$$混合ガス総流量（L/分）＝ \frac{100（\%）－21（\%）}{設定酸素濃度（\%）－21（\%）} ×酸素流量（L/分）$$

3 リザーバーシステム

呼気時にリザーバー内に酸素を貯え、吸気時にリザーバー内の酸素とチューブから出てくる酸素とマスク内の酸素とを吸入する方法です。高濃度酸素吸入が必要な場合に使用します。リザーバーマスクが常に膨らんだ状態になるよう、酸素流量は6L/分以上で調整し、マスク内にたまった呼気の二酸化炭素の再吸収を防止します。

❋ 引用・参考文献

1) 田中由香里．"ナビトレ準備体操 呼吸・体温をどう診る？"．ナビトレ 新人ナースもも子と学ぶ急性期看護のアセスメント：「あと一歩」の実践力が身に付く！．小澤知子編．大阪，メディカ出版，2011．（Smart nurse Books 05）
2) 阿部幸恵編．症状別病態生理とフィジカルアセスメント．東京，照林社，2015，4-29．（プチナースBOOKS）
3) 医療情報科学研究所編．フィジカルアセスメントがみえる．東京，メディックメディア，2015，88-104．
4) 香春知永ほか編．基礎看護技術：看護過程のなかで技術を理解する．改訂第2版．東京，南江堂，2014，290-302．（看護学テキストNiCE）
5) 卯野木健．クリティカルケア入門："声にならない訴え"を理解する．改訂第2版．東京，学研メディカル秀潤社．2015．
6) 野中廣志．看護の「なぜ・何」Q＆A．東京，照林社，2013，27-9．
7) 長尾大志．まるごと図解呼吸の見かた．東京，照林社，2016．134p．

（川原 理香）

Part 2 身体的アセスメント

2 呼吸

事例② 麻酔や手術が患者の呼吸に及ぼす影響とは？

このケースで "鍛える力"

全身麻酔や手術に伴う呼吸器合併症のリスクを予測する力

事例紹介

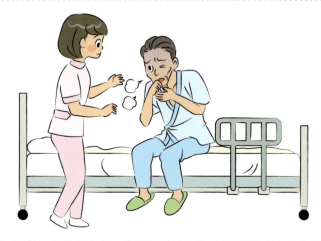

Bさん、68歳、男性。既往歴なし。喫煙歴は10本／日（20歳から入院前日まで）。肺がんと診断され、全身麻酔下で胸腔鏡下右肺上葉部分切除術を受けることになり、入院されました。入院前のオリエンテーションで呼吸訓練と禁煙指導を受けていました。呼吸苦はありませんがひんぱんに咳をしており、白色痰の喀出が少量みられます。「胸に管を入れるのですよね。痛みに弱いので心配です」「呼吸の練習はしました」と話しています。

 バイタルサイン（入院時）

血圧 136/72mmHg　脈拍 82回／分　呼吸 24回／分　体温 36.3℃
SpO_2 95% (room air)
呼吸機能検査　％VC 82%　FEV 1.0% 63%

考えてみよう！

- 全身麻酔や手術に伴い、呼吸はどのような影響を受けますか？
- 患者はどのような合併症を起こす可能性が高いと考えられますか？

 ## 事例のアセスメント例

　手術後は、気管挿管の機械的刺激や吸入麻酔薬による化学的刺激により気道内分泌物が増加します。呼吸筋の動きにより創痛や胸腔ドレーン刺入部痛が増強する可能性があることや、患者が痛みに弱く、呼吸を抑制したり、咳嗽ができず痰を喀出できないことから、気道内分泌物が貯留する可能性が高いと考えられます。また、長期間の喫煙歴や呼吸機能検査の結果から閉塞性換気障害の状態にあることがわかっており、呼出力の低下があると考えられます。気道内分泌物の貯留は無気肺へとつながるため、術前から継続的に予防していく必要があります。

　以上のことから、Bさんには呼出力の低下、咳嗽による喀痰困難に関連した気道内分泌物貯留のリスクが考えられます。

 ## 事例の看護計画例

看護問題：呼出力の低下、咳嗽による喀痰困難に関連した気道内分泌物の貯留のリスク

看護目標：痰を排出し、酸素飽和度が維持できる

看護計画：

O-P
1. バイタルサイン
2. 呼吸状態（呼吸数、リズム、深さ、胸郭の動き、肺音・痰の喀出状態、量・色・性状）
3. 咳嗽の有無
4. 呼吸苦の有無、息切れの有無、チアノーゼの有無、顔色
5. 酸素投与方法（投与流量など）
6. 検査データ（血液ガス分析、採血 [WBC・CRP など]、胸部 X 線）
7. 疼痛の有無（疼痛スケール [NRS] など）、部位、性質
8. IN/OUT バランス
9. 呼吸訓練に対する理解度・意欲、実施状況
10. 喫煙の有無、禁煙の期間

T-P 1. 痰の喀出を促す。必要時に痰の吸引を行う

2. 深呼吸・腹式呼吸を促す

3. インセンティブ・スパイロメトリーを用いた呼吸訓練

4. 離床の促進（体位交換、歩行など）

5. 加湿・口腔ケアの実施と促し

6. 医師の指示に基づく酸素投与

7. 医師の指示に基づく鎮痛薬の投与

E-P 1. 息苦しさや胸の苦しさがあるときはすぐに知らせるよう伝える

2. 痰の喀出の必要性を説明する

3. 禁煙の必要性を説明する

4. 呼吸訓練・離床の必要性とその方法とを説明する

5. 創部を押さえて咳嗽する方法を説明する

6. 加湿・口腔ケアの必要性を説明する

7. 創部の痛みが強くなる場合は、鎮痛薬が使用できることを説明する

1 手術侵襲による呼吸への影響

① 麻酔薬・筋弛緩薬による影響

　麻酔薬の投与による呼吸中枢の抑制や、麻酔薬・筋弛緩薬の投与による呼吸筋活動の抑制により呼吸が浅くなり（浅表性呼吸）、換気量が減少します。また、麻酔薬そのものが刺激物として作用し、気道内分泌物が増加します。さらに麻酔薬は気管線毛上皮の活動低下も起こすため、気道内分泌物が貯留します。術後無気肺や肺炎を予防するためにも、咳嗽を促したり、吸引することで気道内分泌物を除去する必要があります。

② 人工呼吸器による影響

（1）気管挿管による影響

　気管挿管による気管への機械的刺激により気道内分泌物が増加します。また、挿管チューブ抜去後、麻酔覚醒や筋弛緩薬の効果が残っている場合、舌根沈下や喉頭痙攣、挿管チューブの圧迫による反回神経麻痺などが起こる可能性があるため、抜管後は呼吸状態を観察することが重要です。

（2）陽圧換気による影響

　正常であれば、能動的に呼吸筋を動かすことで、空気を吸い込み、肺胞は均等に広がり

ます。しかし、陽圧換気ではガスを押し込んで肺胞を膨らませます。受動的に胸郭や横隔膜が動くことで、肺胞の拡張不均衡が起こります。また、人工呼吸器からは乾燥した空気が送り込まれるため、気道内分泌物の粘稠度が増し、気道内分泌物の貯留につながるため、十分な加湿や口腔ケアを行う必要があります。

③ 術式による影響

手術部位による呼吸への影響は、四肢の手術＜下腹部手術＜上腹部手術＜胸部手術となります。開腹術では横隔膜への侵襲による運動障害、機能的残機量の減少や換気量の減少が起こります。開胸術では肺胞の虚脱や横隔膜の機能低下、滲出液の胸腔内貯留などにより胸腔内圧が上昇し、肺の再膨張制限が起こり、換気量が減少します。

④ 術中体位による影響

体位によっては横隔膜や胸郭の動きの制限や腹腔内臓器による圧迫が起こり、換気量が減少するリスクがあります（**表2-2-4**）。

⑤ 疼痛による影響

疼痛は肋間筋や横隔膜の動きを抑制し、深呼吸を妨げることによる低換気状態や低酸素血症、換気ー血流比不均衡、不十分な咳嗽による痰の喀出困難を引き起こします。疼痛の状態を評価し、深呼吸や有効な咳嗽が行えるように疼痛管理を行う必要があります。

⑥ 呼吸器合併症

（1）無気肺

無気肺は気道閉塞や機能的残気量（呼気の後に残る空気の量）の減少などによって肺胞が虚脱した状態です。麻酔薬や疼痛などによる呼吸抑制や胸郭の拡張制限、気道内分泌物の増加や咳嗽力の低下などによる気道閉塞などが原因となります。術後3日以内が好発時期です。軽症の場合は発熱のみで、他の症状が出現しない場合もあります。

その他の症状として、頻脈、呼吸困難、呼吸数の増加、患側胸郭運動低下、患側の呼吸音の減弱あるいは消失、動脈血酸素分圧の低下などがあります。発症後は呼吸状態の変化に注意しながら、医師の指示に基づく酸素投与、呼吸訓練や呼吸の促進、離床の促進を行います。

表2-2-4　術中体位と呼吸への影響の違い

体　位	呼吸への影響
仰臥位	横隔膜が頭部側へ押されるため、換気量が減少する
砕石位	両下肢の拳上・屈曲により腹腔内臓器が押し上げられ、横隔膜の動きに制限が加わるため、換気量が減少する
側臥位	下側の肺が心臓や腹腔内臓器によって圧迫されるため換気量が減少する
腹臥位	仰臥位や側臥位に比べると換気量の減少率は少ない

（2）肺　炎

　無気肺の状態で貯留した分泌物内に病原微生物が増加すると、術後3～5日ごろに肺炎を発症します。気管挿管の刺激による嘔吐や、胃内容物が気管・気管支内に流入することでも発症します。症状は発熱、頻脈、呼吸困難、白血球数の増加、CRPの上昇、胸部X線の陰影などがあります。発症後は呼吸状態の悪化に注意するとともに、医師の指示に基づく酸素投与、薬剤の確実な投与（抗菌薬など）、気道内分泌物の除去（喀痰・吸引）などを行います。

（3）肺水腫

　肺水腫は過剰な輸液や低タンパク血症、肺毛細血管壁透過性亢進などのために肺胞腔内まで液体成分が貯留し、換気が妨げられた状態です。症状として呼吸困難、頻呼吸、咳嗽、湿性ラ音、ピンク色の泡沫状痰、頻脈、血圧上昇、喘鳴、頸静脈怒張などがあり、発症後は医師の指示に基づく酸素投与や水分出納バランスの維持・管理などを行います。

（4）肺塞栓

　肺塞栓とは下肢・骨盤内静脈で形成された血栓が血流に乗って移動し、肺の動脈が詰まって血流が遮断された状態です。歩行運動に伴う下腿筋ポンプ作用により血栓が駆出されることで、起こることが多いです。症状は呼吸困難、胸痛、失神、咳嗽、チアノーゼ、呼吸促迫、頻脈、下肢浮腫、ショックなどです。深部静脈血栓の形成を予防することが重要です。発症後は抗凝固薬や血栓溶解薬の投与、カテーテル治療などが行われます。

2　術前呼吸評価と管理

　患者が持つ呼吸機能の評価と、麻酔・手術侵襲から受ける影響とをアセスメントし、術後の呼吸障害のリスクを予測しましょう。

① 加　齢

　呼吸筋の筋力低下や肺の弾力性低下により、残気量の増加や肺活量の減少、1秒率の低下が見られます。気道内の線毛運動低下や咳嗽反射の低下も見られ、気道分泌物の排出・浄化能力（クリアランス）が低下します。

② 喫煙歴

　たばこの煙による刺激で気道分泌物が増加し、線毛運動は低下するため、痰などの排出が難しくなることで、咳や痰の増加につながる恐れがあります。また、喫煙後数時間は血中の一酸化炭素が高まり、酸素運搬機能が低下します。

　ブリンクマン指数（1日の喫煙本数×喫煙年数）が400を超える場合、肺がんや喉頭がんのリスクが高くなるといわれており、呼吸機能低下による喀痰困難が推測されます。禁煙は1日でも長く行うと効果があるため、喫煙歴とともに禁煙歴も確認することが必

表 2-2-5　禁煙期間と効果

禁煙持続期間	効　果
術前 6 ～ 8 週間以上	免疫力の正常化
術前 4 週間以上	術後呼吸器合併症の頻度が低下
術前 3 週間	術後の創合併症発生が減少
術前 1 ～ 2 週間	痰の減少
術前 2 ～ 3 日間	肺の線毛運動の正常化、酸素需給の改善
術前 24 時間以内	一酸化炭素とニコチンの血中濃度の低下

要です（**表 2-2-5**）。

❸ 慢性呼吸疾患（喘息）

　気管挿管による気道粘膜への刺激で、強い気管支の収縮が起こる危険性があります。手術前からの喘息のコントロールや、十分な麻酔深度を確認してから気管挿管することが必要です。また、NSAIDs（非ステロイド性抗炎症薬）により喘息発作が誘発される場合もあるため、解熱薬などを使用した際の喘息発作の有無も確認しましょう。

❹ 肥　満

　腹部の脂肪が横隔膜を拳上すると呼吸運動が制限され、肺活量が低下し深呼吸が困難になります。また、肥満による舌や首周りの肥大により気道が狭小化し、気管挿管が困難になることもあります。抜管後も気道閉塞による呼吸状態の悪化に注意が必要です。

❺ 呼吸機能検査（スパイロメトリー）

　呼吸機能検査は、呼吸のときの呼気量と吸気量を測定し、呼吸機能を調べる検査です。%肺活量（% VC）と 1 秒率（FEV 1.0%）の値から換気障害の状態を判断することができます。

（1）閉塞性換気障害（COPD、気管支喘息など）

　気道が狭窄（閉塞）した状態で、呼出力の低下が見られます。FEV 1.0%が 30%以下の場合、呼吸器合併症が高頻度で起こります。

（2）拘束性換気障害（肺線維症、間質性肺炎など）

　肺や胸郭の動きが障害され、肺が十分に伸展できない状態で、吸気力の低下が見られます。肺を最大限に広げて呼吸できるよう、手術前から深呼吸の練習を行っていくことが大切です。

（3）混合性換気障害

　閉塞性換気障害と拘束性換気障害の両方の障害が見られる状態です。

❻ 血液ガス分析と肺障害指数

　血液ガスの分析の結果からガス交換機能を評価します。また、投与酸素濃度（%）と血液ガス分析の結果をもとに肺障害の程度（肺障害指数）を判断することができます。

❼ 胸部X線

　X線画像では空気は黒く、筋肉・骨・心臓などは白く映ります。肺野全体を左右対称に色や形、異常な陰影の有無や増強などを見て、無気肺・肺炎などの判定や胸水などの異常を知ることができます。

✳ 引用・参考文献

1) 野村実監修. 周術期管理ナビゲーション. 東京, 医学書院, 2014, 283p.
2) 井上智子編. パーフェクト臨床実習ガイド　成人看護Ⅰ　急性期・周術期. 第2版. 東京, 照林社, 2016, 424p.
3) 石塚睦子編. よくわかる周手術期看護. 東京, 学研メディカル秀潤社, 2017, 224p.
4) 卯野木健. クリティカルケア入門："声にならない訴え"を理解する. 改訂第2版. 東京, 学研メディカル秀潤社, 2015, 274p.
5) 小澤知子. ナビトレ 新人ナースもも子と学ぶ急性期看護のアセスメント：「あと一歩」の実践力が身に付く！. 大阪, メディカ出版, 2011, 203p.（Smart nurse Books 05）
6) 長尾大志. まるごと図解呼吸の見かた. 東京, 照林社, 2016, 134p.
7) 鎌倉やよいほか. 周術期の臨床判断を磨く：手術侵襲と生体反応から導く看護. 東京, 医学書院, 2008, 165p.
8) 公益社団法人日本麻酔科学会. 周術期禁煙ガイドライン.
http://www.anesth.or.jp/guide/pdf/20150409-1guidelin.pdf（アクセス 2018.1.18）

（川原 理香）

memo

Assessment Guide ▶▶▶ 呼吸のアセスメント

A 視 点

①酸素化は十分であるか
②気道は清浄であるか
③酸素化や気道クリアランスの障害になっている因子は何か

B 情 報

主観的情報	息苦しいときはあるか 痰が貯留している感覚はあるか 咳払いはできるか		
客観的情報	• 安静時や労作時の呼吸状態 • 喘鳴の有無 • 胸郭の動き • チアノーゼの有無 • 血液ガス分圧 　動脈血酸素分圧（PaO$_2$） 　動脈血二酸化炭素分圧（PaCO$_2$） 　動脈血酸素飽和度（SaO$_2$）	• 呼吸音 • 喀痰（色、性状、量、におい） • 予測肺活量 • 1回換気量 • %肺活量（% VC） • 1秒率（FEV 1.0%） • 換気機能指数 • 臥床時肺活量	• 肺障害指数 • 換気障害指数 • ブリンクマン指数

C 判断の根拠

1）指 標

呼吸回数	脈拍回数（／分）÷ 5 ＝呼吸回数（／分） **脈拍から1分間のおおよその呼吸回数が判断できる**
予測肺活量	男性：（27.63 － 0.112×年齢）×身長（cm）＝予測肺活量（mL） 女性：（21.78 － 0.101×年齢）×身長（cm）＝予測肺活量（mL） **患者さんの年齢と身長から肺活量が予測できる。%肺活量を求めるときにも使用する**
1回換気量	体重（kg）×10 ＝ 1回換気量（mL） **患者さんの体重から1回換気量を予測できる。人工呼吸器で1回換気量を設定する場合や、 実測値との比較をするときに換気状態を判断する指標となる**
%肺活量 （% VC）	実測肺活量÷予測肺活量×100 ＝%肺活量 正常：≧ 80% 異常：＜ 80%（拘束性換気障害）…79%以下は肺の膨らみが悪いことを意味する **拘束性換気障害で低下する（術後のリスクを回避するための術前の判断指標となる）**
1秒率 （FEV1.0%）	1秒量÷肺活量×100 ＝ 1秒率 正常：≧ 70% 異常：56〜70%（軽度閉塞性換気障害） 　　　41〜55%（中度閉塞性換気障害） 　　　26〜40%（高度閉塞性換気障害） **閉塞性換気障害で低下する（術後のリスクを回避するための術前の判断指標となる）** ※1秒量とは，最大に息を吸った後の呼気開始後，1秒間に一気に吐き出したガスの量

換気機能指数	1秒率÷100×%肺活量＝換気機能指数 30〜≦40：肺障害を合併する可能性はほとんどない 20〜≦30：呼吸管理は必要だが、肺合併症を起こす可能性はほとんどない ≦20：呼吸困難が強く、無気肺や肺炎等の肺合併症が予測される **主に術後の肺合併症の予測をする際に用いられ、肺合併症リスクが高い患者さんは、術後、集中治療室での加療も検討される**
臥床時肺活量	立位または座位時の肺活量(mL)×0.93＝臥床時肺活量(mL) **立位もしくは座位時の肺活量と臥位時の肺活量を比較したいときに使用される**
肺障害指数	[713×吸入気酸素濃度(%)÷100]−[動脈血二酸化炭素分圧(mmHg)÷0.8]÷動脈血二酸化炭素分圧(mmHg)＝肺障害指数 正常：＜1.5 異常：1.5〜2(軽度障害) ≧2(中〜高度障害) **投与酸素濃度(%)と血液ガスデータをもとに、肺障害の程度が判断できる**
ブリンクマン指数	1日の喫煙本数×年数＝ブリンクマン指数 **この値が400を超えると肺がんや喉頭がんのリスクが高くなるといわれている**

2) 分類

1. 喀痰の種類と性状、主な疾患

種類	性状	主な疾患
漿液性痰	サラサラ、希薄、流動性	肺うっ血(淡血性泡沫状)、肺水腫、肺結核
粘液性痰	ネットリ、粘稠性、灰白色	咽頭炎、喉頭炎、肺結核
膿性痰	ネバネバ、膿性、黄緑色	気管支炎、肺炎、肺化膿症、肺結核
粘液膿性痰	粘液痰の中に膿性痰が混入	気管支炎、気管支拡張症、肺結核
漿液性粘液膿性痰	漿液痰、粘液痰、膿性痰が混入	肺化膿症、気管支拡張症
血性痰	血痰、線状混入、点状混入	喉頭がん、肺結核、気管支拡張症、肺化膿症、細菌性肺炎、肺腫瘍

2. 換気障害の分類

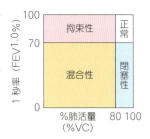

3. 呼吸機能障害の分類

分類	拘束性換気障害	閉塞性換気障害	混合性換気障害
病態	肺や胸郭の運動が障害され、肺が十分に伸展できない状態	気道が閉塞し、十分な呼気が行えない状態	拘束性＋閉塞性
特徴	胸部・腹部を強く締めて呼吸するような状態	細い管を口にくわえて呼吸するような状態	両者が合併した状態
疾患	胸郭整形術後、胸膜肥厚、胸膜癒着、肺線維症など	肺気腫、気管支喘息、慢性気管支炎	肺気腫、気管支喘息、慢性気管支炎

3）検査データ
血液ガス分圧の基準値

検査項目	基準値	判断基準
動脈血酸素分圧 （PaO_2）	80 ～ 100 mmHg	**動脈血中の酸素が示す圧力** ≦ 70 mmHg：低酸素血症
動脈血二酸化炭素分圧 （$PaCO_2$）	35 ～ 45 mmHg	**動脈血中の二酸化炭素が示す圧力** ≦ 35 mmHg：低二酸化炭素血症 ≧ 45 mmHg：高二酸化炭素血症
酸・塩基度（pH）	7.35 ～ 7.45	**血液の水素イオンの濃度** ≦ 7.35：アシドーシス ≧ 7.45：アルカローシス
動脈血酸素飽和度 （SaO_2）	≧ 94%	**ヘモグロビンと結合できる酸素量に対する%（酸素飽和度）** SaO_2 95%：PaO_2 80 mmHg に相当する SaO_2 90%：PaO_2 60 mmHg に相当する危険な状態
重炭酸イオン （HCO_3^-）	24 ～ 26 mEq/L	**重炭酸イオンの異常は代謝性のアルカローシスかアシドーシスで現れる** **呼吸性アシドーシスの場合は異常所見は出現しにくい** ≧ 26 mEq/L：代謝性アルカローシス ≦ 24 mEq/L：代謝性アシドーシス
塩基余剰（BE）	－ 2 ～＋ 2 mEq/L	**体温 37℃で $PaCO_2$ が 40 mmHg のとき、1L の血液の pH を 7.0 に戻すために必要な酸、または塩基の量を mEq/L で表したもの。アシドーシスが代謝性か呼吸性かを判別する** マイナス：代謝性アシドーシス プラス：代謝性アルカローシス

※呼吸不全：PaO_2 ≦ 60 mmHg を呼吸不全という
　Ⅰ型呼吸不全：PaO_2 ≦ 60 mmHg で $PaCO_2$ ≦ 45 mmHg
　Ⅱ型呼吸不全：PaO_2 ≦ 60 mmHg で $PaCO_2$ ＞ 45 mmHg
　高二酸化炭素血症：$PaCO_2$ ＞ 45 mmHg
※ PaO_2 ≦ 40 mmHg は酸素療法の絶対適応、PaO_2 ≦ 60 mmHg は酸素療法の相対適応
※ mmHg ＝ Torr

• 数値はあくまでも参考値です。施設で実施されている基準値を確認してください。

（小澤知子）

memo

Part 2 身体的アセスメント

3 循環

事例③ 術後1日目に起きた血圧の変化をどう読む？

このケースで "鍛える力"

術後の循環動態の変化を読む力

事例紹介

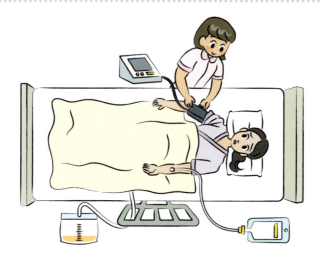

　Cさん、40歳、女性。体重40kg。広範囲子宮全摘術およびリンパ節郭清術を受けました。全身麻酔（硬膜外麻酔）で、手術時間は10時間、麻酔時間は11時間で、術中出血量は800mLでした。術後1日目の朝に看護師が訪室し、血圧を測ったところ、78/40mmHgとかなり低めの値が出ました。ドレーンからの血性排液量は40mL/時間、排液色淡血性です。腹痛はなく、創部痛は安静時にNRS 1、体を動かすと3くらいと言っています。

 バイタルサイン

血圧 78/40mmHg　脈拍 110回／分　呼吸 18回／分　体温 37.8℃

考えてみよう！

- 血圧が低い原因は？
- どのくらいの血液が減少した状態でしょうか？

事例のアセスメント例

　術後24時間以内は術後出血が起こりやすくなります。血圧が低い原因としては、術後出血あるいは循環血液量の減少が考えられます。この事例の場合、ドレーンからの排液量も減ってきており、淡血性であること、腹痛はないことから、術後出血の可能性は低そうです。一方、手術時間が10時間と長く、術中出血量も800mLと多いことから、血圧低下の原因は手術に伴う出血と不感蒸泄の増加、サードスペースへの移行による循環血漿量の減少が考えられます。

事例の看護計画例

看護問題：出血、血漿のサードスペースへの移行、不感蒸泄の増加に関連した循環血液量減少

看護目標：出血がなく、尿量が得られる

看護計画：

O-P
1. バイタルサイン（血圧、脈拍、体温、呼吸数、SpO_2）
2. ショック徴候
3. 腹痛
3. In-take（輸液、輸血）
4. Out-put（尿量、性状、比重、創部からの出血、ドレーンからの排液量・色、不感蒸泄量）
5. 水分バランス
6. 血液検査データ（Hb、Ht、RBC、Na、K、Cl、BUN、Cr、CCr）
7. 血液ガスデータ（ph、PaO_2、$PaCO_2$、HCO_3^-、BE）
8. 胸部X線（CTR）

T-P
1. 輸液管理
2. ドレーン、チューブ管理
3. 安楽な体位の工夫

4. 酸素投与（必要時）
5. 発熱時、クーリング
6. 循環動態が安定した状態で離床を促す。離床時は起立性低血圧と転倒に注意する

E-P 1. 腹痛、ガーゼ上に出血があった場合はナースコールするよう指導する
2. 嘔気、めまい、気分不快出現時はナースコールするよう指導する

1 術後の循環動態の把握

1 出血量からの血液喪失の計算

　出血量の多い・少ないは、どのように判断すればよいのでしょうか？ 成人の場合、体液（水分量）は 60％で、そのうち細胞外液が 20％、細胞内液が 40％です。さらに細胞外液の内訳は組織間液 15％、血漿 5％ですので、血漿は水分量の 12 分の 1 ということになります（図 2-3-1）。したがって、体重の 12 分の 1 が全血液量です。

　体重 40kg の C さんの全血液量を計算してみましょう。12 分の 1 を％に換算すると約 8％ですので、体重 40kg に 0.08 をかければよいということです。40kg × 0.08 ＝ 3.2L、すなわち 3,200mL となります。C さんの出血量は 800mL でしたから、何％の血液量が喪失したことになりますか？ 800 ÷ 3,200 × 100 ＝ 25％ですね。4 分の 1 が失われたということになります。

　15％までの出血であればバイタルサインも正常範囲内ですが、15％を超えてくると出血性ショックとなってきます（表 2-3-1）。出血量 15 〜 30％までは血圧は正常ですが、

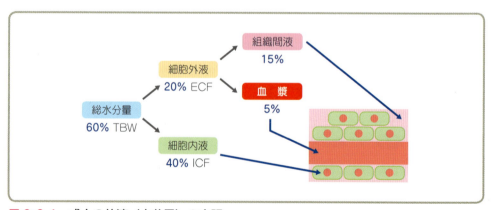

図 2-3-1　成人の体液（水分量）の内訳

頻脈になります。これは血圧が下がるのを脈拍が数で補っている状態です。30%を超えるとかなり重症となります。このように、体重から血液量を換算し、出血量が血液量の何%喪失しているのかを計算すると、出血量の多い・少ないを判断できます。

② サードスペース移行量の計算

次にサードスペース移行量を計算してみましょう（**表 2-3-2**）。手術の範囲が大きいほどサードスペースへの移行量は多くなります。Cさんの体重は 40kg、手術時間は 10 時間でした。子宮全摘術は「広範囲の開腹手術」に該当しますので、サードスペース移行量は 5 ～ 15mL × 40kg × 10 時間 = 2,000 ～ 6,000mL となります。全身の血液量が 3,200mL でしたので、全部…？と思うかもしれませんが、輸液と輸血の分が移行しています。輸液量は出血量と尿量を確認しながら、サードスペースへの移行量も計算した上で投与します。

③ 不感蒸泄の計算

不感蒸泄は皮膚や呼気から蒸散する水分のことです。**表 2-3-3** に則って計算してみましょう。侵襲が大きいほど、不感蒸泄量は多くなります。Lさんの体重は 40kg、手術時間は 10 時間でしたので、術中の不感蒸泄は 2 ～ 3mL × 40kg × 10 時間 = 800 ～ 1,200mL、術後の不感蒸泄は 15mL × 40kg = 600mL となります。体温が 1 度上昇すると 600 × 1.15 = 690mL となります。

表 2-3-1　出血量と臨床症状やデータの変化

出血量	< 15%	15 ～ 30%	30 ～ 40%	> 40%
血圧（mmHg）	正常	正常	低下	低下
脈拍（回／分）	< 100	> 100	> 120	> 140
尿量（mL/h）	> 30	20 ～ 30	5 ～ 15	< 5
末梢循環障害	なし	冷感	冷感、蒼白	冷感、蒼白
精神状態	不安	興奮	混乱	傾眠

（文献 1 より引用）

表 2-3-2　サードスペース移行量の計算

体表の小手術	1 ～ 2mL ×体重（kg）×手術時間
中程度の開腹手術	3 ～ 5mL ×体重（kg）×手術時間
広範囲の開胸・開腹手術	5 ～ 15mL ×体重（kg）×手術時間

（文献 1 より引用）

表 2-3-3　不感蒸泄の計算

術中の不感蒸泄	2 ～ 3mL ×体重（kg）×手術時間
通常の不感蒸泄	15mL ×体重（kg）／日
体温が 1 度上昇したときの不感蒸泄	15mL ×体重（kg）× 1.15

2　ショック

　　血圧低下の原因として、ショックと呼ばれる状態があります。ショックは急性の循環障害で、全身の組織に必要十分な酸素と栄養を送ることができない状態です。細胞機能に障害が起こり、この状態が遷延すると臓器障害に発展します。ショックの原因は大きく4つのタイプに分けられます（**表2-3-4**）。

　　また、患者の状態を観察する上で、5つのショックの徴候に注意します（**表2-3-5**）。これらは血圧低下に伴って生じるのではなく、血圧低下の前兆です。患者がショック状態であるのかどうかは、血圧の値ではなく、このショック徴候の有無で判断します。

① 循環血液量減少性ショック

　　循環血液量が減少することで起こります。出血性ショックと言われることもありますが、事例のCさんのように、原因が出血だけではなく、サードスペースへの移行や不感蒸泄量の増加などによることもあります。手術以外には熱傷や脱水などがあります。

　　循環血液量減少性ショックの症状には、頻脈、末梢冷感、SpO_2低下、乏尿があります。尿量は循環血液量の指標となります。腎臓に流れる血液量が少ないと、尿量は少なく

表2-3-4　ショックの分類

分　類	主な原因
血液分布異常性ショック	アナフィラキシーショック さまざまな薬剤（抗生物質や解熱鎮痛薬、造影剤など）、輸血などの血液成分、ハチ・ヘビ毒、食物、運動、ラテックス（合成ゴム）など
	敗血症性ショック
	神経原性ショック（脊髄損傷、脳出血など）
循環血液量減少性ショック	出血性ショック
	体液喪失
心原性ショック	心筋障害（心筋梗塞、心筋症、弁膜症など）
	心臓の機械的障害（心室中隔核穿孔、乳頭筋断裂など）
	不整脈（徐脈、頻脈、房室ブロックなど）
心外閉塞・拘束性ショック	緊張性気胸、肺血栓塞栓症、心タンポナーデなど

表2-3-5　ショックの5徴（5P）

1	蒼白（pallor）	末梢血管が収縮した状態で、皮膚や眼瞼結膜の蒼白が見られる
2	虚脱（prostration）	脳血流が低下して脳の機能が抑制され、不安、興奮、錯乱状態、傾眠、応答遅延が見られる
3	冷汗（perspiration）	
4	脈拍触知不能（pulselessness）	
5	呼吸不全（pulmonary deficiency）	

なります。生体は循環血液量の減少に対し抗利尿ホルモンを分泌して水分とNaの再吸収を促進しますから、尿量の減少が起こります。手術後は、0.5 ～ 1mL ×時間×体重が得られていれば、時間尿量は得られているという判断ができます。事例のCさんは体重が40kgですので、1時間あたり20 ～ 40mLの尿量が排出されていればよいということになります。

② 循環血液量減少性ショックにおける看護

　術後、尿量が得られていない場合には循環血液量が足りていないと判断され、輸液が負荷投与されます。術中に大量出血を来した場合（全身血液の10％以上の出血量、Hbが8以下）は、輸液のみでは循環血液量を補いきれないため、濃厚赤血球（RBC）が投与されます。Albが低値となると血管透過性が亢進するので、新鮮凍結血漿やアルブミン製剤が投与されます。また、術後出血が起こっていないかどうか、ドレーン排液の色、排液量、腹痛の有無などを確認します。輸液管理を行うとともに、安静を保ちます。

＊引用・参考文献

1) 鎌倉やよいほか. 周術期の臨床判断を磨く：手術侵襲と生体反応から導く看護. 東京, 医学書院, 2008, 1-30.
2) 濱本実也ほか編著. 先輩ナースが伝授 みえる 身につく 好きになる アセスメントの「ミカタ」：臨床判断能力をアップする データ＆症状「こう考える」速習ポイント33！. 大阪, メディカ出版, 2010, 223p.

（原田 竜三）

Part 2 身体的アセスメント

3 循　環
事例④ 術後に不整脈が出現した原因は？

このケースで "鍛える力"
不整脈から生命の危険度を読み取る力

事例紹介

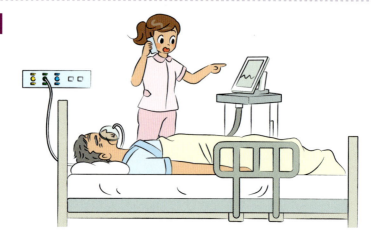

Dさん、74歳、男性。身長166cm、体重60kg。胃がん治療のため胃全摘術が行われました。ウインスロー孔にドレーンが留置されています。手術時間は5時間、術中出血量400mL、術中輸液量4,500mL、術中尿量500mLでした。術中に心電図モニター上ST低下が見られ、冠動脈拡張薬が持続投与されました。ICUに入室後、心室性期外収縮が5～10回/分出現しました。

バイタルサイン（ICU入室時）と患者情報

血圧 110/68mmHg　脈拍 100回/分　呼吸 16回/分　体温 37℃
SpO₂ 98%（O₂ 3L/分）
虚血性心疾患の既往があります。

考えてみよう！
- 不整脈に対してどのように対応すればよいでしょうか？
- この状態が続くと、どのようなことが起こると考えられますか？

事例のアセスメント例

　Dさんには虚血性心疾患の既往があります。術中に心電図モニター上ST低下が見られたことから、心筋の虚血が起こったと考えられます。心筋の虚血は冠状動脈の狭窄で起こるため、冠動脈拡張薬が持続投与されていました。

　帰室後に心室性期外収縮（premature ventricular contraction；PVC）が5〜10回／分出現しています。PVCが頻発すると血圧が低下したり、生命に危険を及ぼす不整脈に移行する可能性があります。心電図モニターに加えて12誘導心電図をとり、どの部分でST低下があるのかを確認します。心臓カテーテル検査および治療が必要になる可能性があります。

　以上のことから、Dさんは心筋虚血に関連した不整脈が出現したと考えられます。

事例の看護計画例

看護問題：心筋の虚血に関連した不整脈（心室性期外収縮）
看護問題：心室性期外収縮が改善し、致死性不整脈が起こらない
看護計画：

O-P
1. バイタルサイン（血圧、脈拍、意識レベル、呼吸数、SpO_2）
2. 不整脈の有無、ST変化
3. IN-OUTバランス
4. 酸素投与量
5. 冠動脈拡張薬、抗不整脈薬、昇圧薬など

T-P
1. 致死性不整脈出現時は心肺蘇生を行う
2. 薬剤投与（抗不整脈薬、冠動脈拡張薬、昇圧薬）
3. 酸素投与
4. 安静

E-P
1. 胸痛出現時はナースコールするよう指導する
2. ベッド上安静、腰痛時は体交することを説明する

1 術中・術後に心筋虚血や不整脈が起こりやすい理由

　全身麻酔と出血、サードスペースへの移行による循環血液量の減少、電解質バランスの崩れにより、心筋虚血や不整脈が起こりやすくなります。全身麻酔は交感神経を遮断するため、血管が拡張し血圧が低下します。圧受容体が抑制されているため、出血していても比較的バイタルサインは安定し、麻酔が浅い場合には、高血圧を呈します。

　循環血液量の減少に伴い頻脈や低血圧が起こると心筋虚血が生じやすくなります。電解質バランスの崩れ、特に低カリウム血症や高カリウム血症により、期外収縮などの不整脈を来しやすくなります。そのほか、低酸素血症、高二酸化炭素血症、高血圧、心筋異常などによっても期外収縮などの不整脈が起こりやすくなります。

2 脈拍の読み取り

　正常脈拍数は 60 ～ 100 回／分（成人）です。100 回／分以上を「頻脈」、60 回／分以下を「徐脈」といいます。脈拍数は交感神経の緊張、副交感神経の緊張に影響されるため、測定した脈拍数からその機序や考えられる病態・原因を予測することができます（**表 2-3-6**）。

　脈拍のリズムは規則的（整）か、不規則（不整）かで分けられ、正常な脈は規則的に触知できます。**表 2-3-7** のように、測定した脈拍のリズムとその特徴から、機序や考えられる病態・原因を予測することができます。

表 2-3-6　脈拍数の異常：機序と考えられる病態・原因

	機　序	考えられる病態・原因
頻脈（100回／分以上）	交換神経の緊張	身体運動、精神的緊張、発熱、血圧低下、カフェイン、アルコール、ニコチン
	甲状腺ホルモンの増加	甲状腺機能亢進症
	1 回心拍出量の低下を補償する二次的反応	うっ血性心不全、貧血
	血液凝固関係製剤など	シロスタゾールなど

	機　序	考えられる病態・原因
徐脈（60回／分以下）	副交感神経の緊張	低体温、血圧上昇、スポーツ選手、睡眠
	頭蓋内圧亢進	脳腫瘍、脳内出血
	甲状腺ホルモンの低下	甲状腺機能低下症
	強心作用	ジギタリス製剤、β遮断薬など
	心臓の刺激伝導系障害	完全房室ブロックなど

表 2-3-7　脈拍のリズムの異常：機序と考えられる病態・原因

	機　序	考えられる病態・原因
不整脈	生理的	呼吸性不整脈（吸気時に脈拍数が増え、呼気時に減る）
	異所性調律（脈拍が脱落する）	心房・心室期外収縮
	異所性調律（リズムが全く不規則）	心房細動

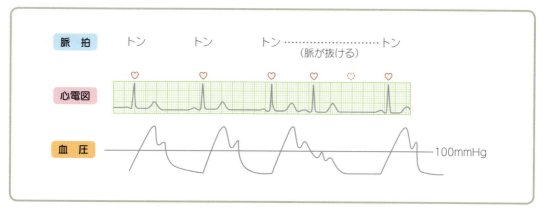

図 2-3-2　臨床で出会う脈拍のリズム異常（期外収縮）

表 2-3-8　脈拍の性状の異常：機序と考えられる病態・原因

性質	異常	機序	考えられる病態・原因
大きさ	大脈	心拍出量の増大 心拍出量の増大と拡張期の低下 甲状腺ホルモンの増加	発熱、血圧上昇 大動脈閉鎖不全 甲状腺機能亢進症
	小脈	1回心拍出量の低下	大動脈弁狭窄、僧帽弁狭窄、急性心筋梗塞、心タンポナーデ、低血圧
立ち上がりの速さ	速脈	1回心拍出量の増加 甲状腺ホルモンの増加	大動脈弁閉鎖不全症 甲状腺機能亢進症
	遅脈	収縮期の拍出が緩徐で少量	大動脈弁狭窄、僧帽弁狭窄
緊張度	硬脈	収縮期血圧の上昇	高血圧
	軟脈	収縮期血圧の低下	低血圧
左右差		炎症、塞栓、血栓による閉塞	大動脈炎症候群、動脈塞栓・血栓症

触知できる脈の大きさ → 大きさ
左心室の収縮の強さ → 立ち上がりの速さ
動脈を押したときの力 → 緊張度
同動脈の左右を同時に触れる → 左右差

　正常では、心拍数と脈拍数は一致しますが、心臓が動いていても末梢動脈へ拍動として伝わらない場合があります（図 2-3-2）。これは、心拍が正常な刺激よりも早く出現し、心室が血液で満たされる前の中途半端なタイミングで収縮が起き、十分な血圧が出せない状態になり、脈としては触れなくなるのです。これが、期外収縮という状態です。

　脈拍の性状の異常としては、大きさ・立ち上がりの強さ・緊張度・左右差があります（表 2-3-8）。

3　血圧の読み取り

　血圧は心拍出量×末梢血管抵抗で計算されます。心拍出量や末梢血管抵抗が変化することで血圧は変化します。血圧が上昇／低下した場合にどのようなことが起こっているかについて、表 2-3-9 と表 2-3-10 に示します。

表 2-3-9　血圧上昇時の症状・所見、予測される疾患・病態、要因

種　類	症状・所見	予測される疾患・病態	血圧上昇の要因
高血圧緊急症	高血圧性脳症（頭痛、目のかすみ、昏迷・昏睡、痙攣） 左室負荷（狭心症・肺水腫） 急性網膜血管障害（眼底出血・乳頭浮腫・滲出液・貯留）	<u>急激に血圧上昇し、ただちに高圧を図る必要があるもの</u> 高血圧性脳症、頭蓋内出血、不安定狭心症、急性心筋梗塞、急性左心不全、大動脈解離、子癇、褐色細胞腫クリーゼ	血行動態要因（心拍出量、末梢血管抵抗、大動脈血管弾性、循環血液量、血液粘度など） 自律神経系 ホルモンの活性 腎臓による体液量調節
高血圧切迫症		<u>急激に血圧上昇し、数時間以内に降圧を図る必要があるもの</u> 悪性高血圧、周手術期重症高血圧、重症鼻出血、熱傷に伴う重症高血圧	

表 2-3-10　血圧低下時の症状・所見、予測される疾患・病態、要因

種　類	症状・所見	予測される疾患・病態	血圧低下の要因
二次性低血圧	ショック症状（皮膚蒼白・虚脱・脈拍触知不可・冷汗・呼吸困難）、四肢冷感、チアノーゼ、脈圧減少、尿量減少、意識低下	出血、熱傷、骨折、嘔吐を伴う重症の下痢、多量の発汗や利尿	体液の喪失に伴う循環血液量減少によって起こる心拍出量の低下
	胸痛、胸部不快感、呼吸困難、不整脈、ショック症状（皮膚蒼白・虚脱・脈拍触知不可・冷汗・呼吸困難）	心筋炎、重症不整脈、心タンポナーデ	心臓ポンプ機能低下に伴う心拍出量低下と末梢循環不全
	末梢血管拡張（末梢が温かい）、悪寒、戦慄、発熱、頻脈、過呼吸	敗血症	細菌、エンドトキシン、外毒素の作用による心機能障害、末梢血管抵抗の低下、末梢動脈シャントの増加、末梢組織での酸素利用障害
	咽頭浮腫、呼吸困難、皮膚紅潮、末梢血管拡張（末梢が温かい）、頻脈、徐脈、頻呼吸	薬物や食物アレルギー、異型輸血、ハチやヘビなどによる刺咬傷	アレルギー反応によって起こる末梢血管拡張、血管透過性亢進
	四肢の麻痺や神経障害、徐脈、脈圧減少、努力呼吸、末梢血管拡張（末梢が温かい）	脊髄麻痺、脊髄損傷、副交感神経緊張症（ワゴトニー）	副交感神経の亢進に伴う末梢血管拡張による血圧低下
起立性低血圧	臥位から急に立位になったときの立ちくらみ ふらつき、めまい、倦怠感、頭痛	術後初回離床時の一過性起立性低血圧、シャイ・ドレーガー症候群	交感神経の亢進に伴う自律神経機能の低下

④　心電図モニターと12誘導

　心電図モニターは心疾患および不整脈のある患者に装着し、ベッドサイドで常時監視するための機器です。心電図は心臓の電気的活動（刺激伝導系）を図として示したもので、正常な心電図はP波・QRS波・T波からなります。P波は心房の興奮を、QRS波は心室の興奮を、T波は心室の興奮の回復を示します（**図2-3-3**）。

　12誘導心電図は心電計を用い、両手足4か所と胸部6か所に電極を装着して行う検査です。心臓を12方面からとらえた心電図が示されます。異常な心電図を判断するための

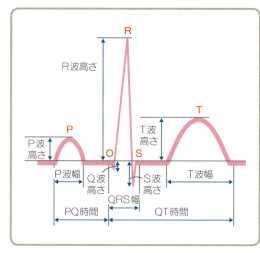

図 2-3-3　正常な心電図

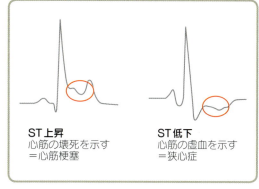

図 2-3-4　ST 変化

ポイントは、次の 4 点に集約されます。

① RR 間隔は規則的か？
② P 波、QRS 波が出ているか？
③ PQ 時間はどうか（0.12 未満 /0.2 秒以上）？
④ ST 変化があるか？

5　ST 変化

　ST 変化は、ST が基線よりも上にあるか、下にあるかを見ます（図 2-3-4）。上にある場合（ST 上昇）は心筋の壊死を示し、下にある場合（ST 低下）は心筋虚血を示します。つまり、心臓の栄養血管である冠状動脈が完全に閉塞して心筋が壊死している心筋梗塞なのか、冠状動脈が狭窄して心筋が虚血になっている狭心症なのかがわかります。12 誘導心電図で確認し、どの誘導で ST が上昇しているかによって梗塞部位が特定されます（表 2-3-11）。

6　心室性期外収縮

　PVC は心室性の不整脈です。P 波がなく、幅の広い QRS が特徴です。脈をとると結滞（脈が抜ける）を生じています。心室性不整脈の分類として、Lown 分類（表 2-3-12）があります。事例の D さんは PVC が同じ形で 1 分間に 5 〜 10 回出ているので Grade2 に該当し、医師への報告が必要となります。D さんの場合、もともと虚血性心疾患もあり、ST 低下を認めていますので、PVC の原因は心筋の虚血だと思われます。

表 2-3-11　心筋梗塞の部位診断

梗塞部位	I	II	III	aV$_R$	aV$_L$	aV$_F$	V$_1$	V$_2$	V$_3$	V$_4$	V$_5$	V$_6$
前壁（狭義）									+	+		
前壁中隔							+	+	+	(+)		
高位側壁	+				+							
広範囲前壁	+				+		+	+	+	+	+	(+)
下壁		+	+			+						
下側壁	+	+	+		+	+					+	+
高位後壁							(+)	(+)				
下後壁		+	+			+	(+)	(+)				
心尖部	(+)	(+)				(+)		(+)	+	+	(+)	

＋は ST 上昇部位

表 2-3-12　Lown 分類

Grade 0	期外収縮なし
Grade 1	1 分間に 1 回以下もしくは 1 時間に 30 回未満（散発性）
Grade 2	1 分間に 1 回以上もしくは 1 時間に 30 回以上（多発性）
Grade 3	多源性（多形性）
Grade 4a	2 連発
Grade 4b	3 連発以上
Grade 5	R on T

Grade 2 以上は医師への連絡が必要となる

12 誘導心電図をとり、どの部分に ST 低下があるのかを確認する必要があります。

　形の異なる PVC は多源性であり、出ている場所が違うということを示し、Grade3 になります。2 連発、3 連発以上の PVC は Grade4 です。3 連発以上の PVC はショートランといいます。R on T は PVC が T 波の上に出る不整脈で、Grade5 となります。ショートランと R on T は心室細動（ventricular fibrillation；Vf）、無脈性心室頻拍（Pulseless ventricular tachycardia；Pulseless VT）に移行する可能性があり、危険な不整脈です。

7　不整脈の緊急度判断と対応

　不整脈にはいろいろな種類がありますが、生命にかかわる不整脈を押さえておく必要があります（図 2-3-5）。緊急度別に以下の 3 段階に分けることができます。

❶ 緊急で生命にかかわる不整脈

Vf、Pulseless VT、心静止（asystole）、無脈性電気活動（pulseless electrical

図 2-3-5　生命にかかわる不整脈

緊急で生命にかかわる不整脈	心室細動 (Vf)	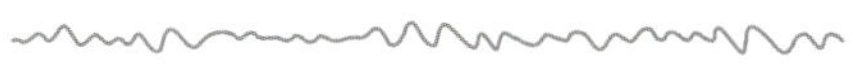
	無脈性心室頻拍 (Pulseless VT)	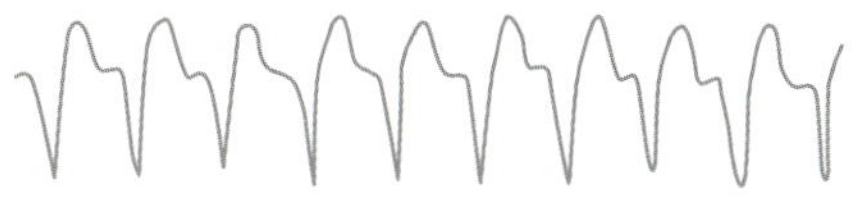
	心静止 (asystole)	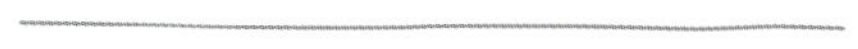
	無脈性電気活動 (PEA)	
緊急で生命にかかわる疑いのある不整脈	R on T (PVC)	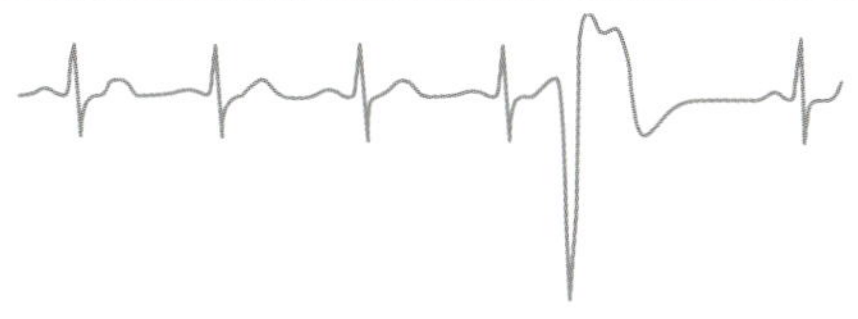
	ショートラン	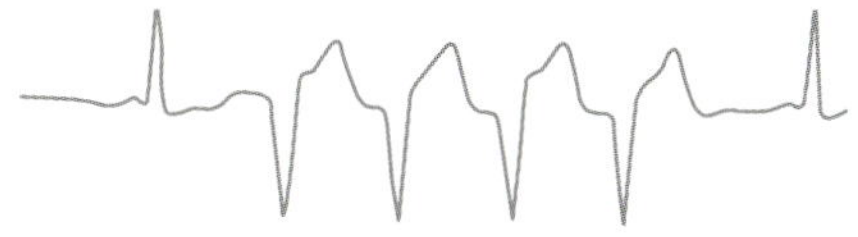
	多源性 PVC	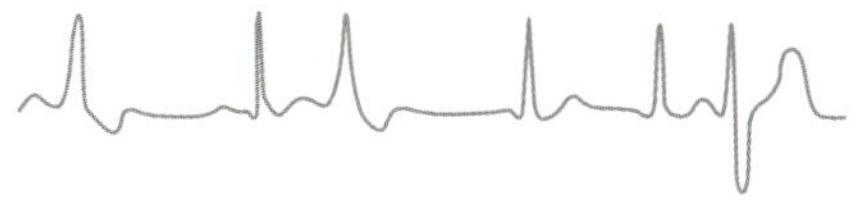
準緊急で治療の必要な不整脈	洞房ブロック (SA block)	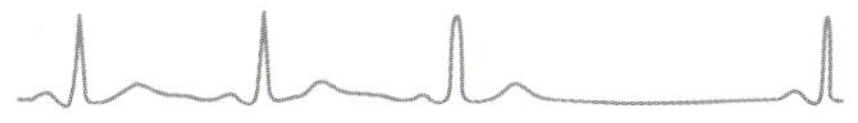
	房室ブロック (AV block)	● Ⅱ度房室ブロック：モビッツⅡ型 　　　　　　　　　　　ブロック ● Ⅱ度房室ブロック：C A-V QRS　　QRS　　QRS　　QRS P P　P　P P　P P　P P
	発作性心房細動 (p-af)	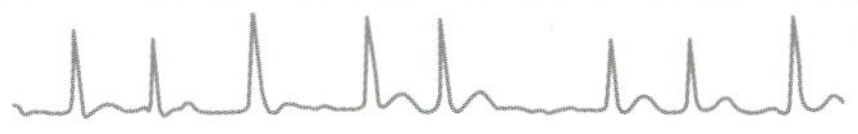
	発作性上室頻拍 (PSVT)	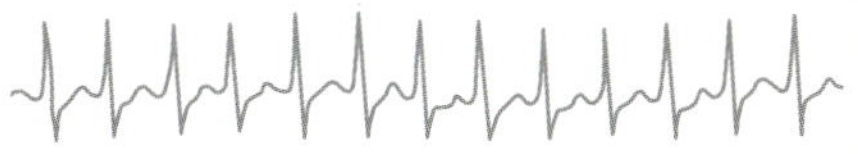
	2：1 心房粗動 (AF)	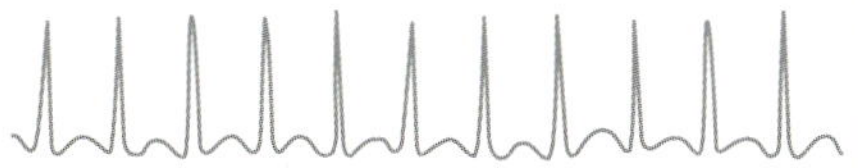

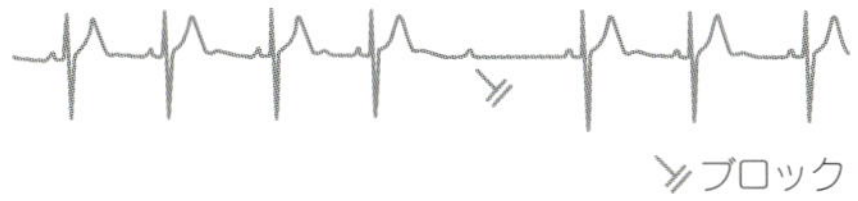

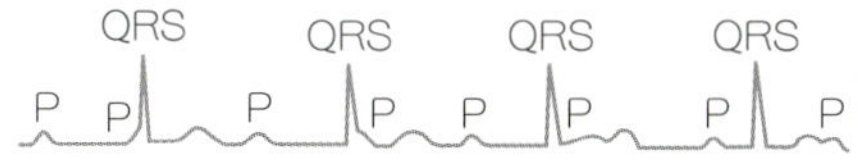

activity；PEA）は心停止の波形です。頸動脈を触知しても脈が触れません。すぐに心肺蘇生を行う必要があります。

（1）Vf

　心室のさまざまな場所で異常な興奮が起き、それが秩序なく続いている状態です。除細動の適応です。

（2）Pulseless VT

心室の異常な興奮が連続性を持つ、あるいは心筋細胞の自動能が亢進することで、心室が非常に速く動いている状態です。除細動の適応です。

（3）asystole

心臓の電気的活動が消失した状態で、平坦な心電図です。除細動は効果がありません。

（4）PEA

心電図モニター上、何らかの波形が見られますが、脈は触れない状態です。除細動は効果がありません。

2 緊急で生命にかかわる疑いのある不整脈

R on T（PVC）、ショートラン、多源性 PVC

3 準緊急で治療の必要な不整脈

（1）洞房ブロック（SA block）

洞結節から刺激が出ているにもかかわらず、心房へ刺激を伝導しない状態です。失神する可能性があります。一時的ペースメーカーの適応になります。

（2）房室ブロック（AV block）

心房から心室への電気的伝導が阻害された状態です。Ⅰ度、Ⅱ度（ウェンケバッハ型とモービッツ型）、Ⅲ度があります。この中でも、Ⅱ度モービッツ型とⅢ度は心停止の可能性のある不整脈で、一時的ペースメーカーの適応になります。

（3）発作性心房細動（paroxysmal atrial fibrillation；p-af）

洞結節の代わりに心房のさまざまな場所で不規則な興奮が起こった状態です。発作性心房細動は、発作的に心房細動が起こり、突然に心拍数が増えます。術後に心房細動となった場合は、血栓による脳梗塞や急性上腸間膜動脈閉塞に陥る可能性があります。

（4）発作性上室頻拍（paroxysmal supraventricular tachycardia；PSVT）

房室接合部付近で 150 ～ 250 回／分の興奮が起こっている状態です。

（5）2：1 心房粗動（atrial flutter；AF）

心房粗動心房の 2 回の興奮のうち 1 回が心室に伝導された状態です。心拍数は 140 回／分を超えます。

AV block、p-af、5PSVT のような頻脈の不整脈に対しては、洞調律に戻すように薬物療法を行いますが、戻らない場合はカルディオバージョン（同期電気ショック）の適応となります。心電図波形の QRS 波にタイミングを合わせて通電させる除細動のことで、心電図波形をモニターし、同期ボタンを押した状態で通電します。機器の同期ボタンを押すと、QRS 波のマーカーが表示されます。電気的刺激を与えることで元の脈に戻るようにしますが、T 波の上で刺激を与えると Vf が発生するため、QRS 波に同期させます。

❊ 引用・参考文献

1) 竹末芳生ほか編. 術後ケアとドレーン管理のすべて. 東京, 照林社, 2016.
2) 卯野木健編著. ナースのための新しいモニター心電図の知識. 東京, 誠文堂新光社, 2008.
3) 安井大輔ほか著. 看護師のためのモニター心電図事典. 東京, 秀和システム, 2010.

（原田 竜三）

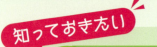

カテーテル治療

　カテーテル治療（Interventional radiology；IVR）は大腿動脈からカテーテルを挿入し、造影剤を使ってX線で血管を描写しながら行われる治療で、血管造影室で行われます。本項では脳血管内治療と心臓カテーテル治療について解説します。

1　脳血管内治療

　脳血管内治療は、カテーテルを大腿動脈から治療の必要な頸動脈や脳血管まで到達させて行います。主な治療は塞栓術と血管形成術です。塞栓術は病的な血管を塞栓することが目的で、脳動脈瘤、脳動静脈奇形、硬膜動静脈瘻が対象となります。血管形成術は狭窄または閉塞した血管を拡張・再開通することが目的で、頸動脈狭窄症、急性期脳梗塞が対象となります（表1）。急性期脳梗塞の血栓溶解療法（t-PA治療）は脳梗塞発症から4.5時間以内に、血栓回収療法は脳梗塞発症から8時間以内に行わなければなりません。

2　心臓カテーテル治療

　心臓カテーテル治療は、カテーテルを動脈（大腿・上腕・橈骨）もしくは静脈（大腿・鎖骨下・内頸）から心臓まで到達させて行います。経皮的冠動脈形成術（percutaneous coronary intervention；PCI）、経皮的血管形成術（percutaneous transluminal angioplasty；PTA）、カテーテルアブレーション、ペースメーカー植込み術、植込み型除細動器（implantable cardioverter defibrillator；ICD）植込み術、心臓再同期療法（cardiac resynechronization therapy；CRT）などがあります（表2）。PCIとPTAは血管狭窄を拡げる治療で、バルーンカテーテルを用いた後、ステントを留置します。カテーテルアブレーションは頻脈性不整脈を心臓の内側から焼却する治療で、ペースメーカー植込み術、ICD植込み術、CRTは徐脈性不整脈や難治性不整脈を専用のデバイスを用いて治療します。PCIの合併症とその対応について、表3にまとめました。

表1 脳血管治療の対象となる疾患、術式、合併症

分　類	疾　患	術　式	合併症
塞栓術	脳動脈瘤	瘤内塞栓術	脳動脈瘤の破裂、血管閉塞、脳梗塞
	脳動静脈奇形	ナイダスおよび周囲の異常血管の閉塞術	血管損傷、脳梗塞
	硬膜動静脈瘻	経静脈的塞栓術 経動脈的塞栓術	血管損傷、脳梗塞
血管形成術	頸動脈狭窄症	頸動脈ステント留置術	徐脈、低血圧、過かん流症候群 急性期ステント内血栓閉塞
	急性期脳梗塞	機械的血栓回収療法 血栓溶解療法 経皮経管血管形成術	脳出血

表2 心臓カテーテル治療の術式、対象となる疾患、合併症

術　式	疾　患	合併症
経皮的冠動脈形成術（PCI）	心筋梗塞 狭心症	徐脈、血圧低下、心室性不整脈、血圧低下、冠動脈解離、冠動脈穿孔、冠動脈破裂による心タンポナーデ、ステント血栓閉塞、心室性不整脈、slow-flow
経皮的血管形成術（PTA）	鎖骨下動脈狭窄症	末梢血管塞栓症、脳梗塞
	腎動脈狭窄症	末梢の腎塞栓症
	下肢閉塞性動脈硬化症	末梢の下肢動脈塞栓症
カテーテルアブレーション	頻脈性の不整脈	心臓穿孔、心タンポナーデ、心不全、放射線皮膚障害、塞栓症、食道障害、胃蠕動障害、横隔神経麻痺
ペースメーカー植込み術	徐脈性の不整脈	ペースメーカー感染、気胸、血胸、リード穿孔
植込み型除細動器（ICD）植込み術	心室頻拍、心室細動	気胸、血胸、リード穿孔
心臓再同期療法（CRT）	左脚ブロック	

表3 経皮的冠動脈形成術（PCI）に伴う合併症とその対応

合併症	原因・症状	対　応
冠動脈解離、冠動脈穿孔、冠動脈破裂による心タンポナーデ	★ガイドワイヤーの挿入、バルーンの拡張により起こる。胸痛、ST上昇を来す ★心タンポナーデを来すと、血圧低下、ショックとなる	★心エコー下にて、心嚢穿刺を行う
ステント血栓閉塞、心室性不整脈	★冠動脈へのステント留置後24時間以内に発症する ★心室細動が併発することがある	★術後、胸痛を訴えた場合、ステント血栓閉塞を疑い、12誘導心電図を行いST上昇を確認する ★再度血行再建術を行う
slow-flow（スローフロー）	★PCIによりステントを留置して病変部が開大したが、血液の流れが遅い状態である ★胸痛を訴え、ST上昇を認める ★病変部は拡張しているため、薬物療法による保存的加療となる	★血圧、脈拍を確認する ★血圧低値の場合は、IABPの挿入が考慮される

表4　血管内治療（IVR）による主な合併症

合併症の理由	合併症
カテーテルの挿入に伴う合併症	血管損傷
造影剤による副作用	アナフィラキシーショック、腎障害
ヘパリンによる副作用	出血、穿刺部出血、血腫、仮性動脈瘤
ステント留置による合併症	ステント血栓性閉塞

3　血管内治療に伴う副作用と看護のポイント

　血管内治療（IVR）に伴う合併症について**表4**にまとめました。造影剤は排泄されないと腎障害を来すため、検査後は十分な輸液を行い、尿中に排泄されるようにします。造影剤の副作用であるアナフィラキシーショックの症状として、発赤、皮疹、掻痒感、喘鳴、呼吸困難、血圧低下、頻脈などがあるので、患者の状態をよく観察しましょう。また、ヘパリンは血管内で血液が凝固するのを防ぐために用いられますが、使用量が増えると出血のリスクが高まるので、治療中は活性化凝固時間（ACT）を基準よりも高めに設定して管理します。

　カテーテルを血管内に挿入する際は、シースという太い管が最初に挿入されます。これを抜去する際には動脈から出血するため、術後は止血用テープで圧迫固定を行います。固定後は挿入側の下肢を曲げることはできないため、あらかじめ患者には曲げてはいけないことを説明しておきます。穿刺部を観察し、血腫による腫脹の有無がないか確認します。仮性動脈瘤（上血部位の血管がこぶのようになる）が起こることがあり、その場合は血管エコーで確認が行われ、大きい場合には外科的整復術の適応となります。

　IVRに用いられるデバイスや画像、治療の詳細については成書を参考にしてください。

※引用・参考文献

1) 近藤靖子編著. はじめての脳神経外科看護：カラービジュアルで見てわかる！. 大阪, メディカ出版, 2014, 154p.
2) 齋藤滋監修. 高橋佐枝子ほか編. やさしくわかる心臓カテーテル検査・治療・看護. 東京, 照林社, 2014, 181p.

（原田　竜三）

memo

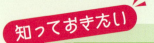

知っておきたい

腹腔鏡手術

　近年では、開腹手術よりも腹腔鏡手術のほうが主となっています。それは開腹手術よりも低侵襲だからです。腹腔鏡手術は治療の必要な臓器あるいは病変付近の体表に小さな穴を数か所開け、そこからカメラを入れてモニターに臓器を映し出し、モニターを見ながら鉗子を入れて操作を行う手術です（図）。炭酸ガスを注入して気腹を行うか、体壁を吊り上げて視野を確保します。がんの手術では、早期がんであれば適応になりますが、進行がんの場合は開腹術になります。

1 腹腔鏡手術の利点と欠点

　この手術の利点は、①創が小さいため痛みが少ない、②離床が容易で、開腹術よりも回復が早い、③出血が少ない、④感染リスクが少ない、⑤腸管運動の回復が早く、経口摂取が早まる、⑥腹腔内の癒着が生じにくい、⑦創が小さいため、美容上優れている、⑧入院期間が短縮され、早期社会復帰が可能であること、などが挙げられます。

　欠点としては、①手術が長時間に及ぶことがある、②創部は小さいが創の数は増える、③気腹に伴う合併症がある、④止血しにくく、出血した場合は開腹手術になることがある、⑤気腹器や吊り上げ装置などの特殊な機材が必要で、機材が高額であることなどが挙げられます。

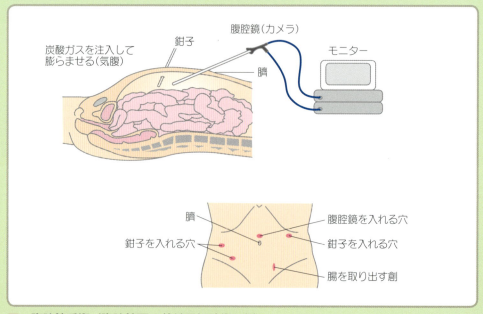

図　腹腔鏡手術（腹腔鏡下S状結腸切除術の例）

2 腹腔鏡手術が身体に及ぼす影響

1. 呼吸への影響

気腹により横隔膜が押し上げられ、肺の換気量が減少します。炭酸ガスの使用により、動脈血炭酸ガス分圧（$PaCO_2$）や呼気終末炭酸ガス（$ETCO_2$）が上昇します。炭酸ガスが腹腔鏡トロッカー刺入部から皮下に漏れると皮下気腫（握雪感）が生じます。

2. 循環への影響

腹腔内圧の上昇に伴い、静脈の還流障害や心拍出量の低下が起こります。

3. 体温への影響

腹腔内に乾燥した室温の炭酸ガスが大量に注入されると腹腔内臓器が冷却され、気化熱として体温が奪われます。

4. 臓器の損傷

モニターを見ながらの手術であるため、臓器を損傷してしまう可能性があります。

5 術中の体位による影響

頭側高位で気腹が行われると下肢静脈血のうっ滞が生じやすくなります。

6. 術後の疼痛

開腹術に比べて創は小さくなりますが、術後24時間は持続的な痛みがあります。また、腹腔内に残存している炭酸ガスによる横隔膜神経の刺激、あるいは気腹時の急激な横隔膜の伸展により、肩痛が起こることがあります。

❋ 引用・参考文献

1) 明石恵子. "腹腔鏡下手術を受ける人の看護". 周手術期看護論. 第3版. 東京, ヌーヴェルヒロカワ, 2014, 327-39.（成人看護学）
2) 道券夕紀子ほか. "腹腔鏡下結腸切除術を受ける患者の看護". 開腹術／腹腔鏡下手術を受ける患者の看護. 第2版. 竹内登美子編. 東京, 医歯薬出版, 2013, 75-86.（講義から実習へ 高齢者と成人の周手術期看護 3）.

（原田 竜三）

Assessment Guide ▶▶▶ 循環のアセスメント

A 視　点

①循環動態の不安定な原因は何か
②合併症の潜在的状態はないか
③治療に伴う合併症の出現はないか

B 情　報

主観的情報	苦しさや呼吸苦はないか 胸痛はないか 労作時の呼吸苦や胸痛はないか	痛みの程度や時間帯はどうか 不整脈の自覚症状はあるか
客観的情報	● 心音 ● 血圧 ● 中心静脈圧 ● 頸動脈の怒張 ● 不整脈 ● 心電図変化（12誘導） ● 虚血症状（胸痛、背部痛、呼吸困難、心電図ST変化） ● 心拍出量の減少（40％未満） ● 冷感	● 発汗 ● チアノーゼ ● 尿量 ● 動脈硬化指数 ● 心機能の状態（心臓カテーテル検査項目） ● 脈圧係数 ● 適正運動の心拍数 ● 運動時最大心拍数 ● 心胸郭比（CTR）	

（※最右列内容）
● 左室駆出率（EF値）
● 足関節上腕血圧比（ABI）
● 血液検査データ
　凝固機能
　電解質
　ナトリウム（Na）
　カリウム（K）
　クロール（Cl）
● NYHAの心機能分類⇒心不全評価
● Forrester・killip分類

C 判断の根拠

1）指　標

動脈硬化指数	［総コレステロール(mg/dL) － HDLコレステロール(mg/dL)］÷ HDLコレステロール(mg/dL)＝動脈硬化指数 正常：≧ 3.0 　総コレステロール(mg/dL)：≦ 200 mg/dL 　HDLコレステロール(mg/dL)：≧ 40 mg/dL 異常：< 3.0 　総コレステロール(mg/dL)：≦ 220 mg/dL 　HDLコレステロール(mg/dL)：≦ 40 mg/dL **動脈硬化の程度を測ることによって、虚血性心疾患のリスクを予測することができる**
脈圧係数	収縮期血圧(mmHg)×脈拍回数(／分)＝脈圧係数 安全域：10,000～12,000 **上昇、高値が持続すると心臓の障害リスクが高くなる**
適正運動の心拍数	(210 － 0.8×年齢)×0.4～0.6 ＝心拍数(脈拍数)回／分 **運動後に測定した1分間の心拍数が65～97回なら運動量が適正だと判断できる** **超えている場合は、運動の内容や時間の見直しが必要となる**
運動時最大心拍数	210 － 0.8×年齢＝心拍数(脈拍数)回／分 **最大心拍数は162回／分。運動時最大心拍数とは、運動により増加する最大の心拍数のこと。この値を最高ランクとし、運動療法、リハビリテーションなどで運動の強度を決定する**

心胸郭比 （CTR）	心臓の大きさを調べる方法 胸部X線写真により 最大心臓横径（"ab"）÷最大胸郭横径（"cd"）×100 ＝ CTR(%) 50％以上：心拡大、心肥大、心タンポナーデ	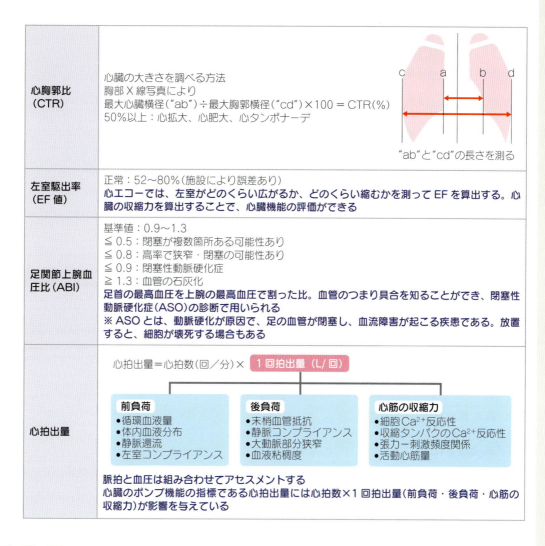 "ab"と"cd"の長さを測る
左室駆出率 （EF値）	正常：52〜80％（施設により誤差あり） 心エコーでは、左室がどのくらい広がるか、どのくらい縮むかを測ってEFを算出する。心臓の収縮力を算出することで、心臓機能の評価ができる	
足関節上腕血 圧比（ABI）	基準値：0.9〜1.3 ≦ 0.5：閉塞が複数箇所ある可能性あり ≦ 0.8：高率で狭窄・閉塞の可能性あり ≦ 0.9：閉塞性動脈硬化症 ≧ 1.3：血管の石灰化 足首の最高血圧を上腕の最高血圧で割った比。血管のつまり具合を知ることができ、閉塞性動脈硬化症（ASO）の診断で用いられる ※ ASOとは、動脈硬化が原因で、足の血管が閉塞し、血流障害が起こる疾患である。放置すると、細胞が壊死する場合もある	
心拍出量	心拍出量＝心拍数（回／分）× 1回拍出量（L／回） 前負荷 ・循環血液量 ・体内血液分布 ・静脈還流 ・左室コンプライアンス 後負荷 ・末梢血管抵抗 ・静脈コンプライアンス ・大動脈部分狭窄 ・血液粘稠度 心筋の収縮力 ・細胞Ca^{2+}反応性 ・収縮タンパクのCa^{2+}反応性 ・張力-刺激頻度関係 ・活動心筋量 脈拍と血圧は組み合わせてアセスメントする 心臓のポンプ機能の指標である心拍出量には心拍数×1回拍出量（前負荷・後負荷・心筋の収縮力）が影響を与えている	

2）分 類

1. NYHAの心機能分類

Ⅰ度	心臓病を有するが、自覚的運動能力に制限がないもの
Ⅱ度	心臓病のため、多少の自覚的運動能力の制限があり、通常の運動によって、疲労・呼吸困難・動悸・狭心痛などの症状を呈するもの
Ⅲ度	心臓病のため、著しい運動能力の制限があり、通常以下の軽い運動で症状が発現するもの
Ⅳ度	心臓病のため、安静時でも症状があり、最も軽い運動によっても症状の増悪がみられるもの

2. Forrester分類（検査的な分類であり、肺動脈楔入圧と心係数による分類）

分 類	肺動脈楔入圧	心係数	治 療
Ⅰ度	< 18 mmHg	> 2.2 L/分/m^S	必要なし
Ⅱ度	> 18 mmHg	> 2.2 L/分/m^S	利尿薬、血管拡張薬
Ⅲ度	< 18 mmHg	< 2.2 L/分/m^S	輸液、強心薬
Ⅳ度	> 18 mmHg	< 2.2 L/分/m^S	利尿薬、血管拡張薬、強心薬

3. Killip 分類（臨床所見による分類）

分　類	症　状	判　断
Ⅰ度	ポンプ失調の徴候（－）	心不全なし
Ⅱ度	背面 1/2 未満で湿性ラ音聴取	軽症心不全（ラ音、Ⅲ音、頸静脈怒張など）
Ⅲ度	1/2 以上、全肺野で湿性ラ音聴取	肺水腫
Ⅳ度	心原性ショック	収縮期血圧 90mmHg 以下、末梢循環不全

3）検査データ

1. 心臓カテーテル検査データ

測定項目		正常値	変動の原因
右房圧（RAP）	平均値	1～5 mmHg	右心不全、心タンポナーデ
右室圧（RVP）	収縮期 拡張期	17～32 mmHg 1～7 mmHg	収縮期上昇⇒肺高血圧症 拡張期血圧上昇⇒右室梗塞の合併、心タンポナーデ
肺動脈圧（PAP）	収縮期 拡張期 平均値	17～32 mmHg 4～13 mmHg 10～20 mmHg	左心不全、心タンポナーデ
肺動脈圧楔入圧（PCWP）		5～13 mmHg	左心不全、心タンポナーデ（左心房圧に近似する）
中心静脈圧（CVP）		4～8 mmHg	右心房圧を反映する
混合静脈血酸素飽和度（SVO₂）	平均値	75 ± 5%	全身の O_2 運搬量と O_2 消費量のバランスの指標 細胞の酸素化を論じるのにきわめて有利な性質をもっている
心係数（CI）		2.5～4 L/ 分 /m²	ショックの基準となる心係数は 2.5 以下 2.5 以上になると、心不全の可能性が高い

2. 血液検査データ

検査項目	基準値	判断基準
クレアチンキナーゼ（CK）	男性：62～287 U/L 女性：45～163 U/L	クレアチンキナーゼは筋肉細胞のエネルギー代謝に重要な酵素で、血中にはほとんど存在しない。そのため、血中のクレアチンキナーゼの上昇は筋肉疾患の疑いが考えられる。心筋梗塞時に上昇する
クレアチンキナーゼMB（CK-MB）	12 U/L 以下	骨格筋と心筋に存在し、心筋梗塞時に上昇する
乳酸脱水素酵素（LDH）	120～220 U/L	ほとんどあらゆる細胞に含まれているが、肝臓や腎臓、心筋、骨格筋、赤血球などに特に多く含まれる。したがって、これらの臓器などに異常があって細胞が壊死すると、急激に増える。心筋梗塞時に上昇する
カルシウム（Ca）	7.8～10.2 mEq/L	神経―筋の活動を調整、促進させたり、血液凝固に関与している

ナトリウム（Na）	135〜147 mEq/L	下痢、嘔吐、発汗や利尿薬、尿崩症等による尿量増加や、糖尿病により体から水分が失われ、ナトリウム濃度が高くなる。食塩過剰摂取、内分泌疾患（アルドステロン症等）により、ナトリウム排泄を減少させるホルモンが過剰になった場合も高値を示す 下痢、嘔吐、火傷、外傷等により体内からナトリウムが喪失すると低値を示す
カリウム（K）	3.6〜4.9 mEq/L	腎不全による排泄障害、輸液製剤の大量投与、熱傷や外傷によるカリウムの放出により高値を示す（高カリウム血症は致死性不整脈を来すため、厳重な管理が必要） 下痢や嘔吐によるカリウムの喪失、利尿剤薬の内服によるカリウム排泄の亢進により、低カリウム血症を来す
クロール（Cl）	95〜108 mEq/L	脱水症や腎不全等によりクロールの排泄障害が起こると高値を示す。しかし、クロール自体の異常による症状の発現はない 脱水症（下痢や嘔吐）、利尿薬等によるクロール排泄の亢進により、低クロール血症を来す
ヒト脳性ナトリウム利尿ペプチド（BNP）	18.4 pg/mL 以下	心不全や心肥大など心室負荷の状況にて上昇する ※心不全の治療では、BNP を 20 pg/mL 以下になるように治療するほうが予後がよいとの報告もある
血小板数（PLT）	10〜40×10^4 µL	血小板は、出血したときに凝集作用を生じさせ、血栓を形成することで止血する （低値）再生不良性貧血や血小板減少性紫斑病などがあり、出血傾向にあるため生活上でも注意を要する （高値）慢性骨髄性白血病など
出血時間（BT）	デューク法：1〜5 分	止血の異常を調べる
プロトロンビン時間（PT）	活性％：70〜130％ 時間：9〜12 秒	外因性凝固機能の検査 （延長）外因性凝固系の異常、肝機能異常など
プロトロンビン時間国際標準比（INR）	0.9〜1.1 秒	止血に関わる凝固因子を総合的に判断できる。ワーファリンのモニタリングに用いられる
活性化部分トロンボプラスチン時間（APTT）	活性％：25〜45％ 時間：30〜40 秒	内因性凝固機能の検査 （延長）内因性凝固系の異常、DIC（播種性血管内凝固症候群）など （短縮）凝固抑制物質の低下など
フィブリノーゲン	200〜400 mg/dL	血液凝固因子の一つ （高値）悪性腫瘍、感染症など （低値）DIC、肝炎、肝硬変など
フィブリン分解産物（FDP）	≦ 4 µg/mL	フィブリノーゲンとフィブリンの分解産物 （高値）DIC、凝固系亢進状態など
トロンボ試験（TT）	70〜130％（キット法）	血液凝固能を調べられる。抗凝固薬のモニタリングに用いられる
D ダイマー	1.0 µg/mL 以下	抗凝固薬(t-PA 等)使用後の効果判定の際に使用される （高値）DIC、深部静脈血栓症、肺塞栓症など
アンチトロンビンⅢ（AT Ⅲ）	79〜121％	血液凝固性因子の一つ （高値）急性炎症など（低値）DIC など

• 数値はあくまでも参考値です。施設で実施されている基準値を確認してください。

（小澤知子）

Part 2　身体的アセスメント

4　意　識
事例⑤　神経症候を持つ患者の意識レベルをどう読む？

このケースで〝鍛える力〟
患者の意識状態を患者の状態から読み解く力

事例紹介

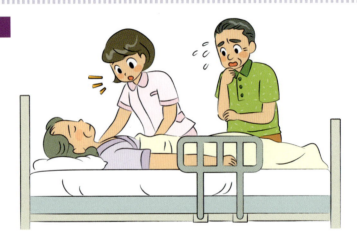

Eさん、68歳、女性。数週間前から頭痛があったのですが、気にしないようにしていました。本日、昼食の準備中に呂律が回らなくなり、足元がおぼつかなくなったため、夫に付き添われて来院しました。頭部CTの結果、慢性硬膜下血腫と診断され、血腫除去術を受けるために緊急入院となりました。

 バイタルサインと患者情報

血圧 158/90mmHg　脈拍 86回／分　呼吸 20回／分　体温 36.8℃　SpO$_2$ 97%
意識レベルⅠ-1　頭痛・嘔気なし
高血圧症と診断されていましたが、受診はしていませんでした。

考えてみよう！
- 意識レベルはどのように評価しますか？
- 意識状態を把握するために、どのような観察が必要でしょうか？
- 今後、どのように変化することが予測されますか？

事例のアセスメント例

　患者は頭痛がみられていたことから、硬膜下血腫による脳の圧迫が考えられます。手術までの間に血腫が増大すると、頭蓋内圧亢進に伴い意識レベルの低下や呼吸障害が生じ、死に至る可能性があります。患者の意識状態と呼吸状態とを注意深く観察し、血圧管理と異常の早期発見、安静保持に努めることが重要です。

　以上のことから、Eさんには血圧上昇に関連した頭蓋内圧亢進のリスクがあると考えられます。

事例の看護計画例

看護問題：血圧上昇に関連した頭蓋内圧亢進のリスク
看護目標：意識レベルの変動、頭蓋内圧亢進症状の早期発見
　　　　　　医師の指示内で血圧が保たれる
看護計画：

O-P
1. 意識レベル
2. 頭蓋内圧亢進症状（頭痛、嘔気・嘔吐）
3. バイタルサイン
4. 対光反射・瞳孔（対光反射の有無と程度、瞳孔径）
5. 呼吸状態
6. 麻痺の有無
7. IN/OUTバランス
8. 表情・不安の訴え
9. 画像検査結果（CT、MRI）

T-P
1. 医師の指示による確実な投薬・輸液管理
2. 環境整備
3. 体位管理（ギャッジアップ30°保持）

4. 患者の手元にナースコールを設置する

5. 頻繁な訪室

E-P 1. 患者と家族に安静保持の必要性を説明する

2. 症状の変化があればすぐにナースコールを押してもらうように説明する

1 意識とは

意識状態は、意識レベルと意識の内容で評価します。意識とは、周囲に起こっている出来事や自分を正しく認識でき、覚醒状態が維持されている状態です。上行性網様体賦活系（脳幹〜視床下部〜視床）から大脳皮質へと刺激が伝わり、大脳皮質が一定の興奮で保たれているときに、覚醒状態が維持されます。

2 意識レベルの評価

意識レベルは、刺激に対する反応の程度で評価します。ジャパン・コーマ・スケール（Japan Coma Scale；JCS）やグラスゴー・コーマ・スケール（Glasgow Coma Scale；GCS）を用いると、患者の状況を簡潔に表すことができます。また、統一したスケールを用いることで、継時的で客観的に評価することができます。また、緊急時でも迅速に意識レベルを共有することができます。

一般的に、意識レベルの低下は脳組織損傷が示唆されるため、JCS や GCS だけでなく、患者の細かな状態を観察する必要があります。手術後の意識レベルの確認は、麻酔や手術操作の影響を知るために重要です。

1 JCS

JCS は日本国内で広く活用されている、覚醒度に主眼を置いたスケールで、点数が大きいほど意識障害は重度と判断します（**表 2-4-1**）。わかりやすく簡便であるため緊急時の評価に有効ですが、評価の仕方に差異が見られることがあるので、注意が必要です。

痛み刺激への反応を判断するときには、感覚障害や運動麻痺により痛みが伝達されていない可能性があるため、痛み刺激を与える部位を変えて反応をみます（**図 2-4-1**）。血圧上昇による再出血のリスクのあるクモ膜下出血患者などでは痛み刺激は避けます。

2 GCS

GCS は国際的に広く活用されているスケールで、開眼・言動・運動の 3 つの反応を独立

表 2-4-1　JCS

Ⅲ 刺激をしても覚醒しない
300 痛み刺激に対して全く反応しない
200 痛み刺激に対して少し手足を動かしたり、顔をしかめる
100 痛み刺激に対して払いのけるような動作をする
Ⅱ 刺激すると覚醒する
30 痛み刺激を加えつつ呼びかけを繰り返すと辛うじて開眼する
20 大きな声で呼びかける、身体を揺さぶることで開眼する
10 普通の声かけで容易に開眼する
Ⅰ 覚醒している
3 自分の名前、生年月日が言えない
2 見当識障害がある
1 だいたい意識清明だが、今一つはっきりしない

- 意識が清明のときは「JCS 0」とする
- 不穏であればR（Restlessness）、失禁があればI（Incontinence）、自発性欠如の場合はA（Apallic state/Akinetic mutism）を付け足す

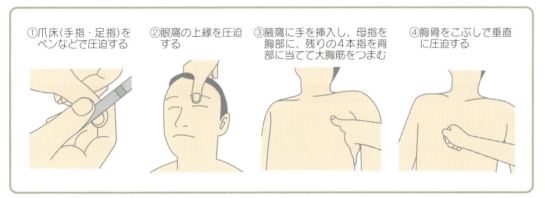

図 2-4-1　痛み刺激の与えかた

表 2-4-2　GCS

Ⅰ 開 眼 (eye opening：E)		Ⅱ 言語反応 (best verval responce：V)		Ⅲ 運動反応 (best motor responce：M)	
自発的に開眼する	4	正確な応答ができる	5	命令に従う	6
呼びかけで開眼する	3	混乱した会話	4	疼痛部の認識可能	5
痛み刺激を与えると開眼する	2	混乱した言葉のみ	3	逃避反応としての運動	4
開眼しない	1	理解できない音声	2	異常な屈曲運動（徐皮質硬直）	3
		音声なし	1	伸展反応（除脳硬直）	2
		気管チューブを挿管している場合 気切チューブを挿入している場合 →T		まったく動かない	1

徐皮質硬直→89ページ図 2-4-2
除脳硬直→89ページ図 2-4-3

して観察し、各項目の合計点で重症度をはかります（**表 2-4-2**）。点数が低いほど意識障害が重度だと判断します。評価項目が細かく複雑ですが、詳細に評価することができます。

3 意識内容の評価

適切な返答があるか、会話が成立するかなど、刺激に対して示す反応で認識内容の異常や認知機能の低下を評価します。

1 対光反射

対光反射とは、光刺激により瞳孔の大きさを調節する（収縮する）反射です。網膜に当てられた光が視神経によって中脳に伝えられ、副交感神経の一つである動眼神経に刺激が伝わり、瞳孔が収縮（縮瞳）します。対光反射には直接対光反射と間接対光反射があります。正常ではどちらの対光反射もみられます。対光反射の減弱または消失が見られる場合は、中脳や視神経、動眼神経に何らかの異常があると判断されます（**表 2-4-3**）。周囲が明るすぎたり、ペンライトの光が弱すぎると正確に把握できないことがあるので注意が必要です。

瞳孔の大きさは、瞳孔計を用いて室内の明るさの中で観察します（**表 2-4-4**）。眼球が

表 2-4-3　障害部位と所見

障害部位	理　由	所　見
視神経	光刺激が脳に伝わらない	障害側に光刺激を与えても直接・間接対光反射がどちらも消失する
動眼神経	光刺激は脳に伝わらないが、脳から瞳孔への指示が伝わらない	障害側に光刺激を与えても直接対光反射は消失する

表 2-4-4　瞳孔の大きさ

正　常	直径 2.5 〜 4.0mm 左右差なし		
縮　瞳	2.0mm以下		CO_2 ナルコーシスや脳ヘルニアの初期など
	1mm以下（ピンホール瞳孔という）		オピオイド中毒や橋出血など
散　瞳	5.0mm以上		低酸素状態やアトロピン点眼など
瞳孔不同（アニソコリア）	左右差が 0.5mm以上		脳ヘルニアなど

表 2-4-5 眼球の位置

共同偏視		被殻出血
内下方への偏位		視床出血
両側著明に縮瞳し、正面で固定		橋出血
縮瞳し、健側への共同偏位		小脳出血

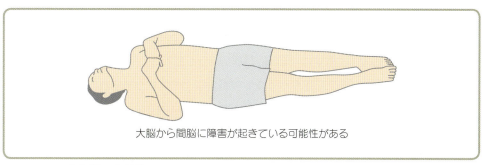

図 2-4-2 除皮質硬直肢位

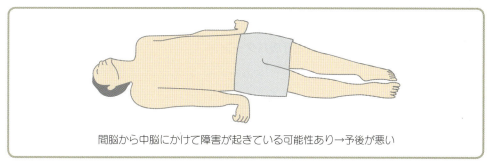

図 2-4-3 除脳硬直肢位

左右同じ位置にあるかどうかを確認します。正常では、両目ともまっすぐに前を向いています。脳の出血部位によって、特徴的な眼球の位置を示すことがあります（表 2-4-5）。

2 異常肢位

高度の意識障害で痛み刺激を加えると異常肢位（異常姿勢）が出現します。異常肢位は緊急度・重症度が高い状態であることを示しています。痛み刺激以外に、体位変換でも誘発されます。

（1）除皮質硬直

除皮質硬直は、上肢は強く屈曲し、下肢は強く伸展します（図 2-4-2）。大脳皮質の広範囲な障害、錐体路の障害を示唆し、GCS の運動反応は 3 点（M3）と判断します。

(2) 除脳硬直

除皮質硬直が見られるときには意識の回復が難しいです。上下肢とも強く伸展する姿勢で、脳幹の障害を示唆します（図2-4-3）。GCSの運動反応は2点（M2）と判断します。

3 呼吸パターンの異常

呼吸中枢は脳幹に存在するため、脳の障害部位によって特徴的な呼吸パターンが見られます。脳幹が圧迫されると呼吸障害が生じ、致命的となります（表2-4-6）。

4 頭蓋内圧亢進

頭蓋骨内には、脳（80％）、血液（10％）、髄液（10％）が存在し、頭蓋内圧は一定に保たれています。60～180mmH$_2$O（6～12mmHg）が正常です。脳腫瘍や頭部外傷などにより頭蓋内容量が増加すると頭蓋内圧が上昇し、頭蓋内圧亢進状態となります。頭蓋内圧亢進の三大徴候は「頭痛」「嘔吐」「うっ血乳頭」です。その他、急速な頭蓋内圧亢進の場合には、意識障害やクッシング現象などの症状が見られます。また視力障害、外転神経麻痺などが見られることもあります（表2-4-7）。

頭蓋内圧が亢進すると脳ヘルニアへ移行し、死に至る危険性があるため、頭蓋内圧亢進予防（体位管理［頭部30度挙上］、呼吸管理、血圧管理など）とともに、頭蓋内圧亢進症状の早期発見、医師への速やかな報告が必要です。

表2-4-6 脳の障害部位と呼吸パターン

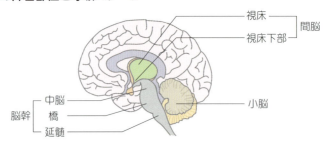

障害部位		呼吸パターン
視床・視床下部	チェーン・ストークス呼吸	
中脳・橋上部	持続性過呼吸	
橋	持続性吸息性呼吸	
	ビオー呼吸	
延髄	失調性呼吸	
	呼吸停止	

表 2-4-7　頭蓋内圧亢進症状とその特徴

症　状	特　徴
頭　痛	きりきりする痛みまたは鈍痛。通常は間欠的に起こる。早朝起床時に多い
嘔　吐	嘔吐中枢が圧迫・刺激されることによって起こる。食事とは無関係な嘔吐。悪心やその他の消化器症状を伴わずに突然噴水様に嘔吐する
うっ血乳頭	視神経の静脈還流が障害されて生じる視神経乳頭の浮腫。眼底鏡で観察される
意識障害	脳ヘルニアを示す
クッシング現象（Cushing）	頭蓋内圧が上昇すると脳への血流が滞るため、全身の血圧を上昇させ、脳への血流を保とうとする。一方で、血圧の上昇を抑えるために心拍数は低下し徐脈となる
視力障害	視神経の圧迫により生じる。霧がかかったように突然ぼやける
外転神経麻痺	片側または両側の眼球を外側に向けられなくなる。そのため、複視（ものが二重に見えること）を自覚する

⑤ 脳ヘルニア

　脳ヘルニアとは、頭蓋内圧が高まることで脳が本来あるべき場所から押し出された状態です。押し出された組織および押し出された先の組織が圧迫・障害を受けることで瞳孔不同・対光反射消失などが見られ、脳の障害が重篤な場合は異常肢位が見られることがあります。脳ヘルニアにより脳幹が圧迫されると死に至る危険性があります。

⑥ 脳血管攣縮（スパズム）

　脳血管攣縮は、出血や血腫に伴って血液にさらされた脳血管が攣縮し、一時的な狭窄を起こす現象です。頭部外傷や感染症でも生じることはありますが、くも膜下出血では発症から 4 ～ 14 日目に起きる頻度が高く、注意が必要です。血管の狭窄が強いと脳虚血症状（意識障害や麻痺）を起こし、最悪の場合は脳梗塞を引き起こします。

　食欲低下、活気のなさ、表情の変化、急な発熱、頭痛、血圧上昇、見当識障害や意識レベルの低下、麻痺や失語の出現などの症状に注意し、異常の早期発見と医師への速やかな報告が必要です。脳血管攣縮が起きた場合には、薬剤投与や血管内治療を行います。

＊引用・参考文献

1) 野村実監修. 周術期管理ナビゲーション. 東京, 医学書院, 2014, 283p.
2) 阿部幸恵編. 症状別病態生理とフィジカルアセスメント. 東京, 照林社, 2015, 275p.（プチナース BOOKS）
3) 医療情報科学研究所編. フィジカルアセスメントがみえる. 東京, メディックメディア, 2015, 360p.
4) 卯野木健. クリティカルケア入門：“声にならない訴え”を理解する. 改訂第 2 版. 東京, 学研メディカル秀潤社, 2015, 274p.
5) 小澤知子編. ナビトレ 新人ナースもも子と学ぶ急性期看護のアセスメント：「あと一歩」の実践力が身に付く !. 大阪, メディカ出版, 2011.（Smart nurse Books 05）
6) 波多野武人. まるごと図解ケアにつながる脳の見かた. 東京, 照林社, 2016, 203p.

（川原 理香）

Part 2 身体的アセスメント

4 意 識
事例⑥ 術後の見当識障害をどう評価する？

このケースで"鍛える力"
患者の状態からせん妄状態を読み解く力

事例紹介

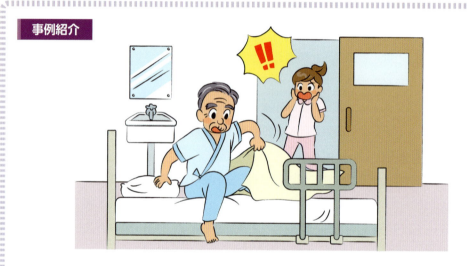

Fさん、83歳、男性。自宅前で転倒して動けなくなっているところを近所の人に発見され、救急搬送されました。右大腿骨頸部骨折の診断で人工骨頭置換術を受けました。入院時から痛みを訴えており、鎮痛薬投与後、昼夜を問わず入眠と覚醒を繰り返しています。術後1日目の夕方から、そわそわとベッド内で動く様子が見られていました。術後2日目に「お母さんに会いに帰らなくちゃ」と大声を出しながら一人で動こうとしているところを看護師が発見しました。

 患者情報

　入院時の意識レベルは清明で、医療者にも協力的でした。妻は2年前に他界しており、以降一人暮らしをしています。娘夫婦が近所に住んでいて、交流はあります。日頃は眼鏡を使用していますが、緊急入院であったため、病院には持参していません。

考えてみよう！

- せん妄発症のリスク要因は？
- せん妄は患者や家族にどのような影響を与えるでしょうか？

事例のアセスメント例

　患者のそわそわした行動やつじつまの合わない言動は、過活動性せん妄症状に当てはまります。緊急入院および手術による環境の変化や、患者が高齢であること、眼鏡を使用できず視覚的情報が得にくい状況にあること、痛みがあり、昼夜のリズムが崩れていることから、患者はせん妄を発症したと考えられます。

　患者が一人で動くことにより転倒・転落のリスクもあるため、患者の安全を確保するとともに痛みのコントロールを図り、休息と活動のバランスを保ちながら、昼夜のリズムを取り戻すことが必要です。また、普段とは異なる父親の姿を見て、家族が戸惑いや不安を感じることがないように状況を説明し、患者が安心できるよう、家族に面会時間を確保してもらうなどの協力を得ていくことも必要です。

　以上のことから、Fさんには環境の変化、疼痛、睡眠不足に関連したせん妄があると考えられます。

事例の看護計画例

看護問題：環境の変化、疼痛、睡眠不足に関連したせん妄

看護目標：昼夜の生活リズムを保ち、せん妄症状が改善する

看護計画：

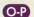 1. 意識レベル
2. バイタルサイン
3. 疼痛の有無・程度・性状・部位
4. 鎮痛薬の使用状況と効果
5. 睡眠状況（睡眠時間・熟眠感）
6. 活動状況
7. 表情・言動
8. 家族の面会状況と面会時の患者の反応
9. 血液データ（WBC、RBC、Hb、電解質バランスなど）

T-P
1. 疼痛管理；医師の指示に基づく鎮痛薬の投与
2. 日中の頻回な訪室、離床（リハビリ）の促しによる日中覚醒促進
3. 医師の指示に基づく睡眠導入剤の投与による夜間睡眠の確保
4. 家族との面会環境の整備
5. 時計やカレンダーの設置や訪室毎に口頭での確認
6. ベッドの高さを低くする、柵を確実に使用するなどの環境整備

E-P
1. 家族に患者の状況や今後の見通しの説明する
2. 可能な限り面会に来てもらえるように説明する
3. 治療やケアについて、本人と家族に説明する
4. 日時や環境、患者が置かれている状況について繰り返し説明する

1 麻酔からの覚醒状態の観察

　覚醒状態は、麻酔薬投与中止後、呼びかけに対して反応がない場合を「未覚醒」、返事があっても開眼しない場合やすぐに眠ってしまう、離握手がないまたは弱い場合を「半覚醒」、呼びかけへの反応や離握手に問題がない場合を「覚醒」といいます。術中の体位保持により麻痺が生じている可能性があるため、覚醒状態とともに、四肢運動が可能かどうかを確認します。

2 覚醒遅延

　覚醒遅延とは、麻酔薬の投与を中止した後、麻酔薬や鎮静薬の効果が遷延することです。覚醒遅延に対するリスク評価を術前から行い、予防的視点で観察することが早期発見と対応につながります。覚醒遅延の要因には、①肥満（脂肪組織に溶け込んだ吸入麻酔薬が排泄されないため）、②肝・腎機能低下（静脈麻酔薬が代謝できず、体外に排泄されないため）、③呼吸機能障害（吸入麻酔薬は呼気中に排泄されないため）の3つがあります。いびき様の呼吸、喘鳴、口腔内の分泌物の有無、呼吸回数の異常、酸素飽和度の低下などがないか、注意して観察します。

3 せん妄

　せん妄は短期間で発症する、変動性の注意障害や見当識障害、認知障害などが見られる状態です。手術を契機に発症したものは、術後せん妄ともいいます。せん妄の特徴は「急激に現れること」「日内変動があること」「後遺症を残すことなく軽快すること」です。せん妄は3つのサブタイプに分けられます（**表2-4-8**）。行動はそれぞれ異なりますが、注意障害は共通して見られます。一般的には興奮や幻覚などが見られる過活動型のせん妄が注目されやすいですが、急性期・重症患者では低活動型せん妄が多く見られるので注意が必要です。

1 術後せん妄の好発時期

　意識清明な期間を経て、術後1～2日目をピークに、術後5日目頃までに発症します。症状は通常、発症から7日以内に消失します。夕方以降の遅い時間に発症する、あるいは悪化する傾向があります（日没現象）。発症の前駆症状として、夜間不眠と日中の眠気、不安、落ち着きのなさ、ライン類の違和感など、さまざまな症状が見られます。

2 せん妄と認知症の違い

　せん妄の症状は認知症に似ているところがありますが、その特徴を比べると違いがわかります（**表2-4-9**）。せん妄と認知症では経過や関わり方が異なりますので、注意が必要です。

表2-4-8　せん妄のサブタイプ

サブタイプ	特徴
活動過剰型（過活動型）	興奮、幻覚、幻触、妄想、不眠、独語、多弁、見当識障害などがあり、徘徊や転倒、点滴抜去　などにつながる可能性がある
活動減少型（低活動型）	無表情、無気力、無関心、傾眠傾向などを示す。うつ傾向や不眠症と間違われやすい
混合型	活動過剰型と活動減少型の特徴が混在する

表2-4-9　せん妄と認知症の特徴

せん妄	認知症
急激に発症する	急激に悪化することはない
日内変動がある	日内変動はほとんど見られない
後遺症を残すことなく軽快する	慢性的に進行する

表 2-4-10　せん妄の発症要因

患者の背景	侵襲・治療	環　境
高齢に伴う組織・臓器の機能低下 視聴覚障害 認知機能障害 脳血管疾患の既往 高血圧症 呼吸機能低下 喫煙歴 肝・腎機能の低下 糖尿病 疼　痛 不安・抑うつが強い 不眠	手術中の多量の出血 血圧変動 脳虚血 低酸素状態 微細な血栓や空気塞栓 術中の臓器の露出 大量の冷たい輸液 体温変動 電解質バランスの異常 薬剤投与（麻薬、鎮痛薬など）	ルート類による拘束感 絶え間ない騒音（機械音・モニター音など） 昼夜の区別がつかない照明 不慣れな環境

❸ せん妄の発症要因

　せん妄は、侵襲に伴う内部環境の乱れが脳の機能障害を引き起こし、発症すると考えられています。しかし、患者個々の背景や侵襲・治療（麻酔や手術、薬剤など）、患者が置かれている環境（状態）など、複数の要因が絡み合って影響し合った結果生じるものであるため、発症の要因を特定することは困難です。せん妄は起きることを前提に、予防していくことが必要です（**表 2-4-10**）。

❹ せん妄が患者とその周囲に及ぼす影響

（1）患者への影響

　興奮状態などがある場合は、転倒やルート類を自己抜去するなど、安全が脅かされ治療を確実に行うことができない恐れがあります。また、傾眠傾向や無関心状態にあり、離床などが進まない場合には、術後合併症の発症へとつながる危険性があります。

　せん妄状態にある患者は、現状認識できないことや幻覚・幻聴による恐怖心、普段できていたことができないことなどから、無力感や怒り、患者自身で意思決定できないなど、何らかの苦痛を少なからず感じています（**図 2-4-4**）。患者は非日常的な環境下に置かれているということを前提に、患者の状態を把握するとともに、安全で安楽に治療や生活を継続できるように支えていく必要があります。

（2）家族への影響

　普段は自立している患者が興奮状態にあったり、積極的に動こうとしない姿を目にした家族は、戸惑いや不安を抱くことがあります。また、認知症になったのではないかと心配することもあります。家族と患者がともに安心して接することができるように、状況や見通しを説明し、家族の思いを受け止めることが必要です。

（3）看護師への影響

　興奮状態やうつ状態の患者に対応することで、看護師の身体的・精神的ストレスも大きくなります。看護師個人でケアを担うのではなく、チームでの介入が必要です。

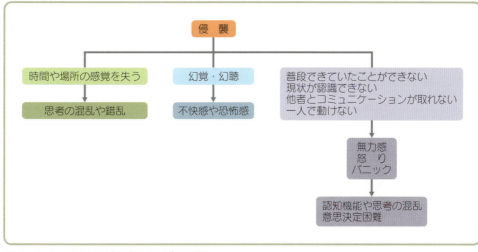

図 2-4-4　せん妄が患者に及ぼす影響

表 2-4-11　せん妄の評価尺度

評価尺度	特　徴
CAM-ICU（Confusion Assessment Method for the ICU）	ICU患者に使用することを目的に作られた 評価者が訓練されれば5分程度で評価可能 重症度の評価はできない 評価に患者の協力が必要 患者の「今」の評価ができる
ICDSC（Intensive Care Delirium Screening Checklist）	クリティカルケア領域で使用することを目的に作られた 8時間から24時間の患者の様子を総合的に評価する 挿管中の患者にも使用できる 評価者が観察したことだけでなく診療録などからも評価できる
J-NCS（日本語版 NEECHAM 混乱・錯乱スケール）	初期の症状を把握することができる 日々のケアや観察に対する患者の反応を得点化し、重症度を評価できる 患者との言語的・非言語的コミュニケーションや 挿管患者では使用しにくい
DRS-R-98（Delirium Rating Scale-revised-98）	患者の経過を評価することを目的に作られた せん妄の有無と重症度が評価できる 24時間以内の患者の様子から評価する
Nu-DESC（Nursing Delirium Screening Scale）	評価者が患者を観察し評価する 評価結果が段階的に表現される 軽症なせん妄患者を把握することができる

5　せん妄のケアフロー

　看護師による観察に加え、せん妄の評価尺度（**表 2-4-11**）を活用し、入院時から退院まで経時的に発症のリスクを評価します。それぞれの尺度には特徴があるため、患者の状態に合ったものを活用していく必要があります。発症のリスクが低い、あるいは発症のリスクは高くても発症していない場合は、発症予防のためのケアを行います。発症した場合には、症状の消失に向けたケアを行います。せん妄の早期発見のためには、せん妄状態を

疑わない患者も含めて評価します。

　看護師の経験に基づいた評価だけでは、せん妄およびその症状を見落とすことが指摘されており、さまざまな評価尺度が開発されています。しかし、尺度では把握しきれない患者の状態もあるため、評価尺度の結果と看護師の観察結果を統合してアセスメントしていくことが重要です。

＊ **引用・参考文献**

1) 野村実監修. 周術期管理ナビゲーション. 東京, 医学書院, 2014, 283p.
2) 井上智子編. パーフェクト臨床実習ガイド　成人看護Ⅰ　急性期・周術期. 第2版. 東京, 照林社, 2016, 424p.
3) 石塚睦子編. よくわかる周手術期看護. 東京, 学研メディカル秀潤社, 2017, 224p.
4) 卯野木健. クリティカルケア入門："声にならない訴え"を理解する. 改訂第2版. 東京, 学研メディカル秀潤社, 2015, 274p.
5) 小澤知子編. ナビトレ 新人ナースもも子と学ぶ急性期看護のアセスメント：「あと一歩」の実践力が身に付く!. 大阪, メディカ出版, 2011, 203p. (Smart nurse Books 05)
6) Page, V. ほか著. 鶴田良介ほか監訳. ICUのせん妄. 東京, 金芳堂, 2013, 217p.
7) 酒井郁子ほか. せん妄のスタンダードケア Q&A100：どうすればよいか？に答える. 東京, 南江堂, 2014, 157p.
8) 鎌倉やよいほか. 周術期の臨床判断を磨く：手術侵襲と生体反応から導く看護. 東京, 医学書院, 2008, 165p.

（川原 理香）

memo

Part 2 身体的アセスメント

5 栄養・代謝
事例⑦ 胃全摘術後の栄養管理はどうすればよい？

このケースで"鍛える力"
侵襲による生体反応を踏まえ、術後の栄養と代謝の変化を考えてケアを行う力

事例紹介

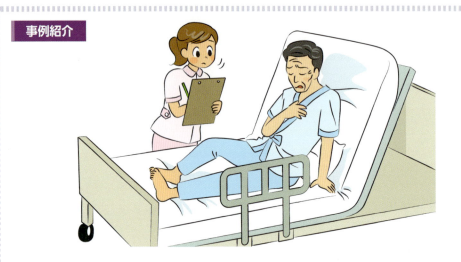

Gさん、68歳、男性。身長178cm、体重53kg、BMI 16.7。食欲不振と腹痛、1年で10kgの体重減少があり、外来受診しました。胃内視鏡検査の結果、胃がんのため胃噴門部に狭窄がみられ、入院となりました。術前の血清血液検査の結果、栄養状態も悪いため、絶食となり、高カロリー輸液で術前の栄養状態を整える目的で加療中です。2週間後に胃全摘術およびR-Y再建術を行う予定です。

 検査値（入院時）

血清総タンパク 6.0g/dL　血清アルブミン 2.1g/dL　ヘモグロビン 8.5g/dL
血糖 98mg/dL　ナトリウム 140mEq/L　カリウム 3.8mEq/L　クロール 97mEq/L

考えてみよう！

- 食物や栄養素を体内に摂取できる？
- 食物を通過させ栄養を吸収することができる？
- 栄養状態から生じる二次的障害の可能性は？
- 水素電解質の摂取と吸収は？
- 生体に侵襲が加わると代謝は？

事例のアセスメント

　ポイントは「食欲不振と腹痛」「1年で10kgの体重減少」「胃がんで胃噴門部に狭窄」「胃全摘術・R-Y再建術」で、検査値の「BMI 16.7」「血清総タンパク 6.0g/dL」「血清アルブミン 2.1g/dL」「ヘモグロビン 8.5g/dL」というところにも着目しましょう。

　食欲不振と腹痛によって経口で体内に食物を摂取することは困難な状況です。また胃噴門部が狭窄しており、経口では食物を摂取しても、狭窄が起きているので通過障害が起こると考えられます。ヘモグロビン 8.5g/dL、胃がんという状況は、ビタミン B_{12} の吸収機能が低下していることも考えられます。

　入院時の栄養状態は％標準体重が76.0％であることから中度栄養障害です。BMI 16.7は低体重です。血清アルブミン値 2.1g/dL で、1年間に約16％の体重減少があるため、低栄養状態と判断します。またヘモグロビン 8.5g/dL であることから、起立性低血圧を起こしやすい状況です。ベッドからの起き上がり時、急激な動作時の転倒に注意する必要があります。水素電解質の摂取と吸収の異常が考えられる状況はありません。

　胃全摘術およびR-Y再建術により、1回食事量が減少し、ビタミン B_{12} の吸収機能が低下しますが、食物の通過障害はなくなります。術後は手術侵襲により生体のタンパク質が異化し、栄養状態は低下すると考えられます。また、この術式から、術後の絶食期間があり、経口での食事開始の時期は遅くなり、胃の機能を失うことから摂取量が低下し、低栄養状態の期間が長くなることも考えられます。

　以上のことから、Gさんは低栄養状態での手術により、術後創傷治癒遅延のリスク状態にあると考えられます。

事例の看護計画例

看護問題：低栄養状態での手術による術後創傷治癒の遅延リスク状態
看護目標：術後の栄養管理を徹底し、創傷治癒の変化を早期発見する

看護計画：

O-P
1. バイタルサイン
2. 栄養管理方法
3. 栄養摂取状況
4. 点滴刺入部の状態
5. 経口摂取開始後の摂取状況
6. 血液検査結果（血清総タンパク、アルブミン、ヘモグロビン、C反応性タンパク）

T-P
1. 確実な点滴の実施
2. 栄養管理方法に合わせた、栄養摂取の介助

E-P
1. 経口摂取可能になるまでは、別の方法で栄養管理をすることを伝える
2. 点滴が滴下していないことや点滴刺入部に痛みがあるときは看護師に伝え、栄養管理に協力をしてもらうよう指導する

1 栄養・代謝のアセスメントのポイント

急性期看護における栄養・代謝のアセスメントのポイントは、侵襲を受ける前と侵襲を受けた後の栄養状態および代謝機能の正常と異常の判断です。特に手術を受ける患者さんにおいては、術前から栄養状態のアセスメントが大切になります。低栄養状態や高血糖状態で手術を受ける場合は、創傷治癒過程に影響を及ぼし、縫合不全や術後感染の合併症を起こす危険性が高くなります。

1 栄　養

栄養とは、物質を取り入れて同化し、それにより組織をつくるエネルギーを産生することです。成人の身体の場合、栄養素を摂り入れ、約60％は水で水以外の生体成分はタンパク質・脂質・糖質・有機化合物・無機質を更新し、エネルギーを消費して生活しています。

栄養素には、エネルギー源や生体の構成成分となる三大栄養素である「糖質（炭水化物）」「脂質」「タンパク質」と、エネルギー源にはならず生体の機能の維持をするために欠かせない「ビタミン」「ミネラル」があります。ここでは三大栄養素の代謝をとらえてアセスメントに活用します（**図2-5-1**）。

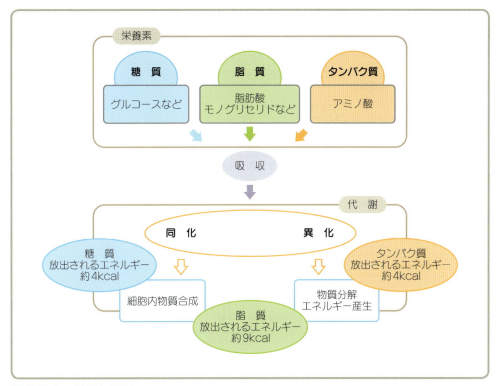

図 2-5-1　栄養と代謝

　糖質は生命活動に必要なエネルギー源で、細胞内で物質の合成や分解の際のエネルギー源として使われます。脂質はエネルギー源、細胞膜の構成成分、各種化合物の原料、物質運搬として使われます。タンパク質は、物質代謝、生体機能調節、筋収縮、免疫、物質運搬など生体維持には欠かせない栄養素です。グルコースや脂質の供給が不足した際にエネルギー源として利用されます。

2 代　謝

　代謝とは、細胞内で行われる、同化（合成）と異化（分解）の作用のことです。人間は、栄養素（糖質・脂質・タンパク質・ビタミン・ミネラル）を代謝してエネルギーを放出し活動できています。栄養素の中でエネルギー源として働くのは、主に糖質です。細胞が酸素を使ってグルコースを分解しエネルギーを作ります。つくられたエネルギーの一部は、アデノシン三リン酸（ATP）として保存され、残りは熱に代わります。このように、生命活動のための化学的反応をすることを代謝といいます。生体が侵襲を受けると、組織を修復しようとするため、代謝が亢進することになります。

3 発　熱

　身体は、体内酵素が最大限に力を発揮できる条件を維持しようとします（恒常性：ホメオスタシス）。酵素が最大限に活性化される温度を至適温度といい、36〜37℃の間といわれています。この体温以上でも以下でも、体内酵素の働きは鈍くなってしまいます。そ

表 2-5-1　発熱に伴う症状と予測される疾患

原　因		症　状	主な疾患
感染性	化学的原因	血液データ、CRP・WBC 上昇	
		四肢末梢が温かい、脈拍微弱、血圧低下、尿量減少、意識障害	敗血症（ショック症状）
		膿性痰、呼吸困難、意識障害、胸痛	細菌性肺炎
		激しい頭痛、悪寒、頸部硬直、意識障害	細菌性髄膜炎
		全身倦怠感、関節痛、頭痛、腹痛、下痢、嘔吐	インフルエンザ
		咳、くしゃみ、鼻水、頭痛、喉の痛みなど	風邪、インフルエンザ
		咳が止まらない、呼吸困難	気管支炎、肺炎
		喉の痛み、頭痛など	喉頭炎、扁桃炎
		耳痛、耳垂など	急性中耳炎
		腹痛、下痢、嘔吐など	急性胃腸炎、食中毒
		排尿時の痛みなど	尿路感染症
		発疹など	突発性発疹、麻疹、風疹、水ぼうそう、川崎病
非感染性	物理的原因	頭痛、めまい、嘔吐、意識障害、麻痺	脳梗塞、脳出血
		動悸、胸痛、不整脈、呼吸苦、意識障害	心筋梗塞
		関節痛、顔面紅斑、発疹、血尿、むくみ	全身性エリテマトーデス
		全身倦怠感、息切れ、出血傾向、貧血	急性期白血病などの悪性腫瘍
うつ熱		多量の発汗、尿量減少、血圧低下、頻脈、意識障害	熱中症など

こで、適切な体温を一定に維持することが必要となります。

　発熱の種類には大きく分けて①感染によるもの（感染性）、②感染によらないもの（非感染性）、③うつ熱によるもの、と 3 種類あり、それぞれの症状の特徴について**表 2-5-1**に示します。

　①の感染性の発熱では、自己免疫が低下していたりすると敗血症を来す例が多く、注意が必要です。②の非感染性では、脳梗塞や脳出血などの原疾患により体温中枢に以上を来した場合に出現することが多く、そのほかの随伴症状の観察も必要となってきます。③のうつ熱に関しては、身体の中に熱がこもってしまい、放散できないことによって起こるものをいいます。体温の自己調節をしにくい高齢者や小児は特に注意が必要です。

2　侵襲を受けたときの生体反応

　体内の糖、タンパク質、脂質をエネルギーとして動員するため、代謝が亢進し、糖新生が促進します（→ 30 ページ**図 2-1-1**）。この侵襲による生体反応は、栄養の代謝を次のように変化させます。

①糖代謝…糖新生が促進され、血糖が上昇します（外科的糖尿状態）。

②タンパク代謝…タンパク質の合成と分解とが促進され、血漿総タンパクやアルブミンは
一時的に減少します。

③脂質代謝…脂肪細胞の分解が促進されます。

3 術後の低栄養状態が身体に及ぼす影響

　侵襲が加わることで、生体は恒常性を維持させようとタンパク質・糖質・脂質の同化と異化が促進されます。タンパク質は生体維持に欠かせない栄養素です。手術後は組織修復のためにエネルギー源として使われるので、グルコースや脂質が不足します。組織修復にはエネルギーが必要で、身体のタンパク質をグルコースに変えて修復をはかるのです。この現象に伴い、血清タンパク質が減少します。

　低栄養状態が続くと、物質代謝、生体機能調節、筋収縮、免疫、物質運搬など、生体維持のために働くためのエネルギーが不足し、創傷治癒が遅れたり、感染が起こったりします。ERAS（enhanced recovery after surgery）プロトコールでは、術後の想起からの栄養補給や術前の栄養管理には医療チームで関わり、術後の栄養障害による合併症を予防するよう推奨されています。

✽引用・参考文献
1) 佐藤昭夫ほか編. 人体の構造と機能. 第3版. 東京, 医歯薬出版, 2014.
2) 田中芳明ほか. 周術期の栄養療法と消化態栄養剤消化器術後の栄養管理. 臨床栄養. 123 (5), 2013, 613-8.
3) 望月宏美. がん周術期栄養管理：術前栄養管理の意義（immuno-nutrition 含む）. 臨床栄養. 129 (4), 2016, 432-8.

（濱田 麻由美）

Part 2　身体的アセスメント

5　栄養・代謝

事例⑧ 術後に発熱と創部発赤を見たらどうする？

このケースで〝鍛える力〟

侵襲によって起こる生体反応をふまえて、術後の栄養と代謝の変化を考えた術後の看護

事例紹介

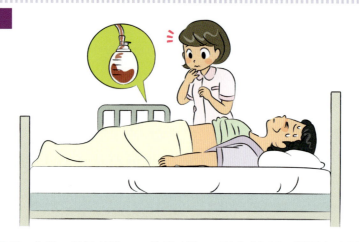

Hさん、69歳、女性。身長158cm、体重42kg、BMI 16.82。糖尿病（Ⅰ型）を食事療法と運動療法で管理していました。膵臓がんと診断され、膵頭十二指腸切除術を受ける目的で入院しました。手術は全身麻酔で行われ、手術時間は5時間でした。術後4日目に38.8℃と発熱し、胆管空腸吻合部ドレーンの排液の色は淡々血性に膿様の排液がみられています。腹部の創部の皮膚に発赤があります。

 バイタルサインと検査データ（入院時）

血圧 126/68mmHg　脈拍 72回／分　呼吸 15回／分　体温 36.8℃　SpO₂ 98%
意識レベル清明

血清総タンパク 7.5g/dL　血清アルブミン 4.2g/dL　ヘモグロビン 14.3g/dL　血糖 150mg/dL　糖化ヘモグロビン 5.8%　ナトリウム 138mEq/L　カリウム 4.2mEq/L　クロール 99mEq/L

尿タンパク（±）　尿糖（＋）　尿潜血（−）　ケトン体（−）

考えてみよう！

- 食物や栄養素を体内に摂取できる？
  食物を通過させ、栄養を吸収することができる？
- 栄養状態から生じる二次的障害の可能性は？
- 水素電解質の摂取と吸収は？
- 生体に侵襲が加わることで代謝はどうなる？

事例のアセスメント例

　ポイントは「膵頭十二指腸切除術」「手術時間は5時間」「38.8℃と発熱」「胆管空腸吻合部ドレーンの排液の色は淡々血性に膿様の排液」「創部の皮膚に発赤」で、「糖尿病（Ⅰ型）を食事療法と運動療法で管理」、検査値の「血糖 150mg/dL」「糖化ヘモグロビン 5.8％」「尿糖（＋）」にも着目しましょう。

　栄養素を体内に摂取できる状態で、通過障害はないと考えます。糖尿病の既往があるため、インスリンの分泌が不足している状態と考えます。血清総タンパク値と血清アルブミン値に異常はなく、低栄養状態ではありません。栄養状態から生じる二次的障害の可能性は低いと考えられます。

　術前の検査結果からは、水素電解質の摂取と吸収の異常が考えられる状況はありません。尿糖（＋）であり、尿細管で再吸収できる血糖の閾値を超えていると考えられます。糖尿病が既往にあるため、術前の血糖管理が運動・食事療法のみでは十分に管理できていなかったことも想定できます。

　膵頭十二指腸切除術は胆管から十二指腸までを含めて切除する術式で、侵襲の大きな手術です。術後は侵襲から回復しようと、タンパク異化による糖新生で血糖値が上昇します（外科的高血糖）。糖尿病の既往があり、術前の血液検査で血糖 150mg/dL、糖化ヘモグロビン 5.8％と高値です。侵襲の大きな手術であるため、術後の血糖管理は不十分になりやすいと考えます。血糖値 250mg/dL 以上になると貪食細胞の働きが鈍くなるため、易感染状態になるといわれています。

　以上のことから、Hさんは術後の血糖管理が困難であり、術後感染のリスクが高いと考えられます。

事例の看護計画例

看護問題：術後血糖コントロール不良に伴う、感染のリスク状態
看護目標：術後の血糖管理を徹底し、異常を早期発見する
看護計画：

O-P
1. バイタルサイン
2. 術後3時間ごとの血糖測定（術後36時間まで）
3. 術後1日目からは食前3回と就寝時前1回（計4回）の血糖測定
4. 創部の熱感、発赤、腫脹、疼痛、機能障害の有無
5. 低血糖症状／高血糖症状の有無
6. ドレーンの排液の性状、量
7. 血液検査結果（血清総タンパク、アルブミン、血糖値、C反応性タンパク）

T-P
1. 血糖測定
2. 血糖測定後のスライディングスケールでの確認
3. 必要時、インスリン皮下注射
4. 抗菌薬の確実な投与（点滴）
5. ドレーン管理

E-P
1. 血糖管理のため、低血糖症状／高血糖症状を感じたら看護師に伝えるよう説明する
2. 血糖管理のため、点滴が滴下していない、点滴刺入部に痛みがあるなどの場合は看護師に伝えるよう説明する
3. 高血糖の場合はインスリン皮下注射をすることがあることを説明する

1 術後高血糖状態が身体に及ぼす影響

　手術によりアドレナリンやコルチコールなどの分泌が亢進し優位となります。また、インスリン拮抗ホルモンの分泌が亢進し、血糖が高くなります。通常、肝臓においてグリコーゲンの分解機能が亢進され、正常を保とうとしますが、術前から高血糖状態で手術を受けると、上記の生体反応により血糖がさらに高くなり、肝臓のグリコーゲン分解が間に

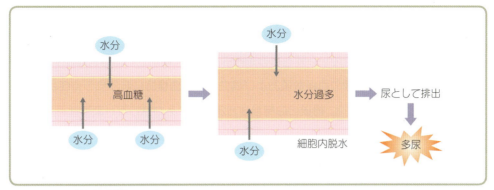

図 2-5-2　浸透圧利尿の仕組み

合わないことが起こります。

　高血糖状態では浸透圧利尿からの脱水が起こりやすくなります。細胞エネルギー不足からの細胞機能低下、末梢組織の低酸素、末梢神経障害による知覚鈍麻、白血球機能の低下を引き起こすことで、免疫機能の低下につながり、術後感染を起こしやすくなります。

1 浸透圧利尿

　高血糖状態のとき、身体では血管内と外のブドウ糖濃度の差を小さくしようとする浸透圧作用が生じています。具体的には、血管の外側から内側へ水分を移動させることで、バランスをとろうとする反応のことです。同時に、循環血漿量が増加したことで、増えた分の水分を尿として身体の外に排泄しようとする作用も生じるため多尿になります。これを浸透圧利尿といいます（図 2-5-2）。血管内への水分の移動がさらに続くと、細胞内に本来必要な水分までが奪われてしまいます。これを細胞内脱水といいます。

　したがって、術後利尿が確認された場合は、患者さんの自覚症状を確認するとともに、脱水徴候の有無をバイタルサインや血行動態（スワンガンツや中心静脈圧など）の観察から判断し、緊急性の有無を判断する必要があります。もちろん、術後の回復過程による、利尿期の影響も考えます。

2 免疫機能の低下

　前述したように、術後の患者はストレスホルモンの影響で高血糖を来します。血糖値が 250mg/dL 以上になると貪食細胞の働きが鈍くなるため、易感染状態になるといわれています。特に、既往歴に糖尿病を持つ患者は術後の血糖コントロールが難しいとされ、術前からインスリン療法による血糖管理が行われます。

　脂質は主に体内に貯蔵されます。タンパク質は細胞の主要な構成成分で、エネルギー源として利用されます。ビタミン・ミネラルは生体を維持するために重要です。

2 周手術期の血糖管理目標

術前から血糖管理が必要となる患者さんには、術前から血糖管理が十分に行えるよう、看護師も血糖管理の目標数値および高血糖／低血糖時に起こりうる症状を覚えておきましょう（**表 2-5-2**）。術後の血糖管理方法の例もあわせて示します（**表 2-5-3**、**2-5-4**）。

表 2-5-2　血糖管理時の目標と異常時の症状

術前の血糖管理目標	
血糖値	空腹時血糖 140mg/dL 以下 食後血糖 200mg/dL 以下
尿検査	尿ケトン体：陰性 尿糖：1＋以下、または尿糖排泄量が 1 日の糖質摂取量の 10%以下
術後の血糖管理目標	
血糖値	200mg/dL 以下でかつ低血糖を起こさない
血糖管理不良時の症状	
高血糖	口渇、多尿、発汗、血圧低下頻脈 重症化するとクスマウル呼吸、アセトン臭、痙攣、意識障害、昏睡など
低血糖	40 〜 50mg/dL：空腹感、あくび、頭痛 30 〜 40mg/dL：倦怠感、あくび、無表情、冷汗、頻脈、震え、顔面蒼白 24 〜 30mg/dL：低血糖昏睡前期（奇異な行動、意識混濁） 24mg/dL 以下：昏睡、痙攣

表 2-5-3　スライディング・スケールの例（ショックを伴わない高血糖の場合）

血糖値（mg/dL）	速効型インスリンの皮下注		
150 〜 199	0 単位	2 単位	（　）単位
200 〜 249	2 単位	4 単位	（　）単位
250 〜 299	4 単位	6 単位	（　）単位
300 〜 349	6 単位	8 単位	（　）単位
350 〜 399	8 単位	10 単位	（　）単位
> 400	医師に報告	医師に報告	（　）単位

管理困難 → 管理困難 → 医師独自の指示

表 2-5-4　スライディング・スケールの例（術後血糖管理）

血糖値（mg/dL）	速効型インスリン皮下注（単位）
150 〜 199	2
200 〜 249	4
250 〜 299	6
300 〜 349	8
350 〜 399	10
> 400	医師に報告

本項で示すスライディング・スケールは、術後の血糖管理において、インスリン皮下注射の前に血糖値を測定し、その値に基づいてインスリン量を調節する方法のことです。

※ 引用・参考文献

1）真嶋隆文ほか. 周術期の糖尿病・内分泌疾患管理. 臨床研究プラクティス. 6（2）, 2009, 13-21.
2）大塚英郎ほか. 周術期の血糖管理：膵十二指腸切除術の血糖管理と感染性合併症の検討. 日本外科感染症学会雑誌. 12（6）, 2015, 645-56.
3）松木道裕ほか. 術後併存症への対策と周術期合併症への対応：糖尿病（1型、2型）の周術期の管理. 関節外科. 26（5）, 2007, 43-6.

（濱田 麻由美）

Assessment Guide ▶▶▶ 栄養・代謝のアセスメント

A 視 点

①食物や栄養素を体内に摂取できるか
②食物を通過させ栄養素を吸収することができるか
③栄養状態から生じる二次的障害の可能性はないか
④水電解質の摂取と吸収はどうか
⑤生体に侵襲が加わることで代謝はどうか

B 情 報

主観的情報	● 食欲の有無 ● 嗜好品の好み ● 食習慣の変化 ● 食事に対する考え ● 食行動上の問題	● 消化器症状 ● 嚥下状態 ● 体重の変化 ● 口渇 ● 飲水量の変化	● 尿量の変化 ● むくみ感 ● 倦怠感 ● 発汗
客観的情報	● 身長 ● 体重 ● BMI ● 栄養状態の血液検査データ 　血清総タンパク(TP) 　血清アルブミン(Alb) 　ヘモグロビン(Hb) 　赤血球(RBC) ● 皮膚の状態、色 ● 食事摂取量 ● 食行動上の問題 ● 入院中の食種 ● 咀嚼や嚥下状態	● 嘔吐、下痢 ● 義歯の有無 ● 水分出納 ● 体液バランスの血液検査 　データ 　ナトリウム(Na) 　カリウム(K) 　クロール(Cl) ● 点滴量 ● 利尿薬 ● 浮腫の状態(足背か下腿部前 　面を5〜15秒圧迫する) ● 皮膚の弾力性	● 血糖値 　血糖(GLU) 　HbA1c 　尿糖 ● 貧血の血液検査データ 　赤血球(RBC) 　ヘモグロビン(Hb) 　血清鉄(Fe) ● 意識障害(肝性昏睡) ● 黄疸 ● 腹水 ● 浮腫 ● 出血傾向

C 判断の根拠

1) 指 標

1. 栄養状態

BMI	$体重(kg) \div 身長(m)^2 = BMI$ $22 \times 身長(m)^2 = 標準体重$	BMI指標：低体重：< 18.5 普通体重：< 18.5〜25 肥満1度：< 25〜30 肥満2度：< 30〜35 肥満3度：< 35〜40 肥満4度：≧ 40 **肥満の程度を判断することができる**
% 標準体重： %IBW	実測体重(kg) ÷ 標準体重(kg) × 100 = %IBW 判定基準 0〜69%　　：高度栄養障害 70〜79%　：中等度栄養障害 80〜89%　：軽度栄養障害 90%以上　：正常 120%以上　：肥満　**標準体重に対して現在の体重が何%になるか判定し、栄養障害を評価する**	

低栄養	血清アルブミン値：≦ 3.5 g/dL 体重減少率：1 年間に 5% 以上 ［平常時体重(kg)－現在の体重(kg)］÷平常時体重(kg)×100 ＝体重減少率(%) **低栄養とは、栄養状態が悪くなった状態であり、特にタンパク質とエネルギーが不足した状態を タンパク質・エネルギー低栄養状態(PEM)という。栄養状態のリスクをアセスメントするための 指標として用いられる**
必要 水分量	体重(kg)×30〜35 mL ＝必要水分量(mL) **患者に必要な 1 日の水分量を予測することができる(腎不全・心不全患者は除外)**
体液量	成　人：体重(kg)×0.6 ＝体液量(L) 高齢者：体重(kg)×0.5 ＝体液量(L) **健康時の体液量の変動は、1% 以内。大きく増減する場合は、脱水等による体液の喪失や浮腫に よって水分が貯留している可能性があると判断できる**
不感 蒸泄	体重(kg)×15 mL ＋ 200×[体温(℃)－ 36.8℃]＝不感蒸泄(mL/ 日) 　　正常　：≧ 900 mL/ 日 　　軽度　：≧ 1,000〜1,500 mL/ 日 　　中等度：≧ 1,500〜3,000 mL/ 日 　　高度　：≧ 3,000 mL/ 日 **不感蒸泄とは、皮膚や呼気から喪失される水分のこと。また、気温が 30℃を超えている場合は、 1℃上昇するごとに 15% 不感蒸泄量が増加するため注意を要する。水分出納を計算する場合は、 不感蒸泄も加味した観察が必要となる**
手術中 の水分 出納	輸液量 　　不感蒸泄：手術中　2〜3 mL×体重(kg)×手術時間 サードスペース移行量 　　小手術：1〜2 mL×体重(kg)×手術時間 　　中手術：3〜5 mL×体重(kg)×手術時間 　　大手術：5〜15 mL×体重(kg)×手術時間 出血量 尿量 **術中は手術侵襲によって、水分がサードスペースに移行するため、血行動態に変調を来しやすい。 不感蒸泄やサードスペース移行量は視覚的には把握できないが、計算式を使用することで予測す ることができ、より厳密に水分出納を観察することができる**
術後の 水分 出納	輸液量 体重(kg)×15 mL ＋ 200×[体温(℃)－ 36.8℃]＝不感蒸泄(mL/ 日) 出血量 尿量(1 mL/ 時間以上の尿量が必要) **不感蒸泄が上昇すると脱水のリスクも高くなるため、体温管理や水分出納管理が重要になる。ま た、術後はこれらのデータを厳密に観察することで、脱水による合併症や心不全の回避等、予防 的な介入が重要になる**
脱水時 の 補液量	体重(kg)×20 ＋前日の尿量(mL)－経口摂取量(mL)＝補液量(mL/ 日) **脱水時に適切な補液量が継続的に投与されているかの判断材料になる**

2．1 日必要エネルギー量の計算

①簡易計算法
体重 1kg×25〜35 kcal ＝ 1 日必要エネルギー量(kcal/ 日)

②侵襲の程度による計算法
基礎エネルギー消費量(BEE)：
生体が生命を維持するのに必要な熱量
(Harris-Benedict の式)
男性：BEE(kcal/ 日)
　＝ 66.47 ＋[13.75×体重(kg)]＋ 5.0×身長(cm)－(6.75×年齢)
女性：BEE(kcal/ 日)
　＝ 655.1 ＋[9.56×体重(kg)]＋[1.85×身長(cm)]－(4.68×年齢)

1 日必要エネルギー量(kcal/ 日)＝ BEE×活動係数×傷害係数

活動係数		
意識なし：1.0	臥床生活：1.2
寝たきり：1.1	起床生活：1.3

障害係数	
術後(合併症なし)	：1.10〜1.50
長管骨骨折	：1.15〜1.30
がん・COPD	：1.10〜1.30
腹膜炎・敗血症	：1.10〜1.30
重症感染症・多発外傷	：1.20〜1.40
多臓器不全症候群	：1.20〜2.00
熱傷	：1.20〜2.00

2）分　類
肝機能評価：Child-Pugh の分類

	1 点	2 点	3 点
脳　症	ない	軽度	ときどき昏睡
腹　水	ない	少量	中等度
血清ビリルビン値（mg/dL）	＜ 2.0	2.0〜3.0	≧ 3.0
血清アルブミン値（/dL）	≧ 3.5	2.8〜3.5	＜ 2.8
プロトロンビン活性値（％）	≧ 70	40〜70	＜ 40

判定
  A（軽症）　5〜6 点
  B（中等度）7〜9 点
  C（重症）　10〜15 点

3）検査データ

検査項目	基準値	判断基準
ナトリウム(Na)	135〜147 mEq/L	下痢、嘔吐、発汗や利尿薬、尿崩症等による尿量増加、糖尿病により体から水分が失われ、ナトリウム濃度が高くなる。食塩過剰摂取、内分泌疾患（アルドステロン症等）により、ナトリウム排泄を減少させるホルモンが過剰になった場合も高値を示す 下痢、嘔吐、火傷、外傷等により体内からナトリウムが喪失すると低値を示す
カリウム(K)	3.6〜4.9 mEq/L	腎不全による排泄障害、輸液製剤の大量投与、熱傷や外傷によるカリウムの放出により高値を示す（高カリウム血症は致死性不整脈を来すため、厳重な管理が必要） 下痢や嘔吐によるカリウムの喪失、利尿薬等の内服によるカリウム排泄の亢進により、低カリウム血症を来す
クロール(Cl)	95〜108 mEq/L	脱水症や腎不全等によりクロールの排泄障害が起こると高値を示す。しかし、クロール自体の異常による症状の発現はない 脱水症（下痢や嘔吐）、利尿薬等によるクロール排泄の亢進により、低クロール血症を来す
血清総タンパク(TP)	6.8〜8.1 g/dL	脱水等の水分摂取不足や熱傷、外傷による供給異常から高値を示す 出血、潰瘍、タンパク尿等の血漿タンパク質漏出、栄養不足、肝機能障害によって低値を示す
血清アルブミン(Alb)	3.8〜5.3 g/dL	体内または体腔内への漏出の増加、代謝亢進、食事の質や量不足、肝硬変等による合成低下によって低値を示す
総コレステロール(T-Cho)	128〜240 mg/dL	高値によって、動脈硬化の危険因子となる タンパク合成の低下や摂取不足によって低値を示す
HDL-コレステロール(HDL-C)	男性：35〜70 mg/dL 女性：40〜75 mg/dL	アルコール多飲やエストロゲン内服によって高値を示す 肝硬変やαリポタンパク欠損症によって低値を示す
中性脂肪(TG)	30〜150 mg/dL	肥満、糖尿病、ネフローゼ症候群によって高値を示す 栄養状態不良によって低値を示す
血糖(BS、GLU)	80〜110 mg/dL（空腹時）	食後、インスリンの分泌不足、肝臓の糖新生の増加、インスリン拮抗ホルモン（グルカゴン、カテコールアミン）の分泌増加を来すと、高血糖になる

検査項目		基準値	判断基準
糖化ヘモグロビン (HbA1c)		5.6% 未満	HbA1cは、赤血球の寿命(120日)から、糖尿病患者の1～2カ月前の血糖コントロール状態(平均血糖値)を知ることができる 5.8%以内が血糖コントロールの目標になる
75gGTT (75gブドウ糖負荷試験)		空腹時血糖値 　＞126 mg/dL 2時間値 　＞200 mg/dL	空腹時血糖測定後、ブドウ糖75gを溶かした糖水を飲み、30分後、1時間後、2時間後に血糖測定し、いずれかの基準値を超えた場合、糖尿病型と診断できる
尿糖		陰　性	インスリンの分泌不足、肝臓の糖新生の増加、インスリン拮抗ホルモンの分泌増加、糸球体で濾過される血漿の量が増加すると尿中グルコース量が増える
尿中ケトン		陰　性	糖代謝異常、利尿障害がわかる 糖尿病性ケトアシドーシス、飢餓、摂食障害などの場合、陽性になる
尿中Cペプチド		24.2～122.2μg/日 (RIA法)	インスリン分泌と同じ割合で分泌されるため、インスリンの分泌状況が推定できる
赤血球(RBC)		男性： 410～550×10⁴μL	脱水により血漿量が減少して赤血球が見かけ上増加する。また、異常な骨髄での増殖や酸素不足により赤血球数が増加して酸素不足を補おうとする 低値の場合は、骨髄抑制や出血、溶血を示す
		女性： 380～480×10⁴μL	
ヘモグロビン量(Hb)		男性： 14～18 g/dL	赤血球の中にあり、細胞エネルギー活性のための酵素や不要になった二酸化炭素を吸着する 体に必要な酵素が組織に運搬され、不要な二酸化炭素を代謝できるか否かを知ることができる
		女性： 12～16 g/dL	
ヘマトクリット値(Hct)		男性：35～45%	血液中に占める赤血球の割合をいう。この割合から貧血の種類を割り出すことができる
		女性：34～42%	
肝臓・胆道	アスパラギン酸アミノトランスフェラーゼ(AST)〈GOT〉	10～35 U/L	これらの酵素はすべての臓器に含まれているが、特に心臓、肝臓、骨格筋、腎臓に多い。これらの臓器が障害されると酵素が血液中に放出される。また、障害されている臓器を特定するためには、ALTなどと一緒に判断する
	アラニンアミノトランスフェラーゼ(ALT)〈GPT〉	5～30 U/L	肝臓に特異的に多く、肝機能障害があると酵素が血液中に流出する
	アルカリホスファターゼ(ALP)	100～350 U/L	肝臓、小腸、骨、胎盤に多く、特にALPは肝臓から胆汁に排出されるため、肝臓や胆道系疾患で異常値を示す
	アルブミン・グロブリン比(A/G)	1.2～2.0 g/dL	アルブミンとグロブリン比で疾患を特定することができる
	アンモニア(NH3)	40～80 μg/dL	肝臓で作られ、ほとんどは尿素となり排出される。肝機能が低下したり、低栄養状態で変化し、生体活動に著しい影響を及ぼす
	尿中ウロビリノーゲン	2.0 EU/dL以下	赤血球が肝臓で直接ビリルビンに変化し、十二指腸に排出され腸内でウロビリノーゲンに分解され、便中に排出される。また、少量ではあるが、尿中に排出されるため、尿中ウロビリノーゲン値は、肝機能の指標となる
	ロイシンアミノペプチターゼ(LAP)	40～80 IU/L (37℃)	胆汁のうっ滞等で血液中に流出する

	検査項目	基準値	判断基準
肝臓・胆道	γ‐グルタミルトランスペプチターゼ(γ‐GTP)	男性：10〜50 U/L 以下 女性：10〜30 U/L 以下	肝臓や胆道に多い酵素で、これらが障害されると血液中に流出する
	総ビリルビン(T-bil)	0.2〜1.2 mg/dL	肝機能の指標として用いられる
	アルブミン(Alb)	3.8〜5.3 g/dL	アルブミンは肝臓で1日に約10g合成され、ホルモンやビリルビン、薬剤等、水に溶けない物質を臓器や組織に運んだり、血液の浸透圧を維持している。栄養状態や肝機能を反映する指標となる
	乳酸脱水酵素(LDH)	120〜220 U/L	エネルギー代謝に重要な酵素で、どの臓器にも含まれている。いずれかの臓器に異常を生じると上昇する
	総タンパク(TP)	6.8〜8.1 g/dL	アルブミンの合成不足や腎機能障害、免疫機能や栄養状態によって変動する
膵臓	アミラーゼ(AMY)	60〜200 IU/L(37℃)	膵臓のアミラーゼ分泌機能の指標となる。血清、尿ともに高値の場合は、膵疾患、唾液疾患、胆嚢疾患、消化管疾患が考えられる
	血清C-ペプチド(CPR)	1.2〜2.0 ng/mL	膵臓β細胞でインスリンが作られるときに同じ比率で生じる。体内では分解されないため尿中に排出される。膵臓の内分泌機能の指標となる

• 数値はあくまでも参考値です。施設で実施されている基準値を確認してください。

(小澤知子)

memo

Part 2 身体的アセスメント

6 消化・排泄
事例⑨ 術前の消化機能が術後に及ぼす影響は？

このケースで"鍛える力"

術前の消化機能を評価し、術後に及ぶ影響を考えてケアにつなげる力

事例紹介

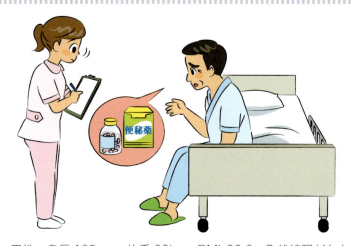

Iさん、62歳、男性。身長165cm、体重60kg、BMI 22.0。S状結腸がんと診断され、本日S状結腸手術（開腹）を受けます。手術2週間前まで放射線治療を受けていました。放射線は合計40Gyを照射しました。術前処置として手術の2日前から低残渣食とし、緩下薬を内服しています。術後はPCA（patient controlled analgesia：患者管理鎮痛法）にて疼痛管理を行います。食事は術後3日目より流動食から開始となる予定です。

 患者情報と検査値（手術前）

血清総タンパク 6.8g/dL　血清アルブミン 4.0g/dL　ヘモグロビン 15g/dL
血糖 98mg/dL　ナトリウム 140mEq/L　カリウム 4.0mEq/L　クロール 100mEq/L
クレアチニン 0.8mg/dL

入院前は1日3食（常食）がとれていました。排尿状況は7回／日（夜間排尿なし、排尿異常なし）、排便状況は自立していますが便秘で、2日に1回緩下薬を使用して排泄していました。

考えてみよう！

- 消化器系機能に問題はありませんか？
- 泌尿器系の機能問題はありませんか？
- 消化器系／泌尿器系からの老廃物の排泄問題はありませんか？
- 皮膚からの老廃物の排泄問題はありませんか？
- 排泄の障害となる因子は何でしょうか？

事例のアセスメント例

　ポイントは「手術2週間前まで放射線治療を受けていた」「術前処置として手術の2日前から低残渣食とし、緩下薬を内服」「PCAにて疼痛管理」「食事は術後3日目より流動食から開始」で、これまで便秘であったことにも着目しましょう。

　入院前から便秘で緩下薬を内服して排便管理を行っていることから、腸蠕動が減弱していることが考えられます。手術前の放射線治療、手術前の低残渣食、緩下薬の内服はいずれも術後の消化管運動を低下させる要因となります。また、S状結腸切除術に伴う大腸や小腸への侵襲や機械的刺激により、消化管の循環が減少します。さらに術後3日目からの食事開始は消化管の運動の抑制につながり、術後の疼痛コントロールでPCAを使用することも消化管運動を抑制します。これらのことより、術後の消化管運動は低下すると考えられます。

　入院時の尿の分泌は正常で、排泄の機能も正常で、日常生活動作としても自立しています。尿回数も正常範囲内で、夜間に排尿で起きることもありません。電解質の異常もありませんので、尿の分泌と排泄には異常がないと判断します。

　S状結腸切除術により便の形成機能が低下して固形状になりづらくなり、軟らかい便が排泄されることも考えられますが、一般的には排便障害は起こらない術式です。皮膚からの老廃物の排泄については情報がありません。放射線治療を行っていた部位の皮膚の観察は重要です。

　以上のことにより、Iさんには放射線治療や手術による消化管運動の抑制、消化管循環の減少に関連した、消化管運動機能低下のリスクがあると考えられます。

事例の看護計画

看護問題：放射線治療や手術による消化管運動の抑制・消化管循環の減少に関連した消化管運動機能低下のリスク

看護目標：術後の消化管運動と消化管の循環を回復するための予防ケアおよび、異常を早期発見する

看護計画：

O-P
1. バイタルサイン
2. 腹部のフィジカルアセスメント
   問診…嘔気、嘔吐、排ガス、排便、腹部膨満感などの有無
   聴診…腸蠕動音の有無（停止、減弱、亢進）
   打診…鼓音の有無
   触診…柔軟性、圧痛、筋性防御の有無
3. 離床の状況
4. 創部痛の有無と程度
5. 食事摂取状況
6. 内服薬の有無
7. 腹部レントゲン結果（ニボー像および腸管拡張ガス像の有無）

T-P
1. 早期体動・離床
2. 必用であれば腰背部温罨法
3. 必用であれば服薬管理

E-P
1. 消化管運動の回復を促す目的で離床の必要性を説明する
2. 消化管運動が低下する要因を説明し、予防ケアに協力を得る

1 消化・排泄のアセスメントのポイント

　急性期看護における消化・排泄のアセスメントのポイントは、侵襲を受ける前と侵襲を受けた後の消化機能と排泄機能への影響とを考えることです。正常な消化機能・排泄機能の正常と異常の判断です。手術を受ける患者さんにおいては、術前の消化器系機能・泌尿

器系機能への侵襲が実質的臓器にかかわることが予測されると、日常生活への影響が大きくなります。

❶ 消 化

消化とは、食物中の栄養素を吸収可能な形に分解（消化）することです。消化器系は食物が消化・吸収されながら通過する口腔に始まり肛門で終わります。消化管と、消化液や酵素を合成・分泌する消化にかかわる附属器（唾液腺・肝臓・胆嚢・膵臓）で構成されます。消化器系の仕組みを **図 2-6-1** に示します。

❷ 排 泄

排泄は広義に解釈すると、さまざまな臓器が機能しています。呼吸器系では、酸素を生体内に取り入れ、二酸化炭素を生体外に排出する呼吸、消化器系では食物中の栄養素を吸収可能な形に消化・吸収し、腸から残渣を排出する排便、泌尿器系では代謝産物により尿が生成され排出する排尿、外皮系では皮膚からの不感蒸泄、発汗です。泌尿器系の仕組みについては次項（→ 126 ページ Part2-6 事例⑩）で詳しく説明しています。

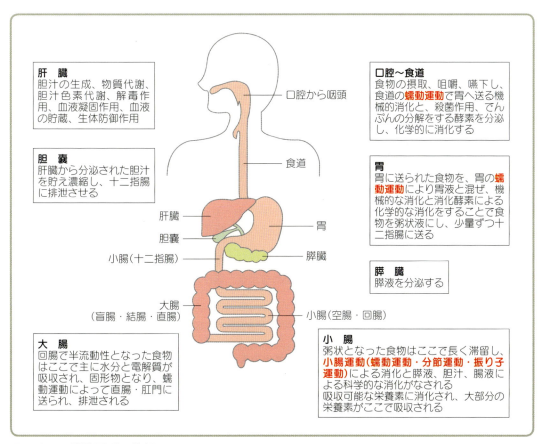

図 2-6-1 消化器系の仕組み

2 手術を受けたときの消化機能への影響

1 消化管運動への影響

腸管は自律神経の支配を受けているため、麻酔や手術に伴い自律神経と平滑筋の抑制が起こり、腸蠕動運動が低下します。手術部位が腹部の場合、腸管に機械的刺激（腸管の牽引、圧迫、切断、縫合など）が加わることで、腸管運動に関係する腸管壁の神経組織の障害、腸管壁の乾燥や湿潤など、湿度の過度の変化、腸管漿膜や腹膜の損傷による生体防御反応による腸管壁の癒着などがおこる可能性があります。また、長時間の手術や術中の出血量が多くなると、輸液量が増えるため、消化管の浮腫が起きやすく、消化管運動が低下しやすい状態となります。

術前の患者の状態にも、術後イレウスを起こしやすくする因子があります。長期間絶食や、術前に消化管への放射線治療を行っていた場合は消化管運動が低下していると考えられ、術後イレウスを起こしやすくなります。また、疼痛による離床の遅れやPCA（Patient Controlled Analgesia：患者管理鎮痛法）などにおける麻薬の投与、経口摂取の遅れなどによっても術後イレウスがを起こりやすくなります。

2 肝臓の機能への影響

手術による出血で肝血流量が低下します。肝臓には解毒作用、血液凝固、生体防御作用があります。肝臓の機能が麻酔や手術によって低下することは、麻酔薬からの覚醒遅延、止血困難、感染を起こすことにつながります。

3 膵臓の機能への影響

手術侵襲によってインスリンの分泌が抑制されます。血中グルコース濃度が上昇するとインスリン分泌は亢進し、ホルモン分泌が低下することで高血糖になります。

4 嚥下機能への影響

全身麻酔や咽頭麻酔、気管チューブの挿入は、声帯や咽頭の動きを抑制したり、傷つけたりします。また、頸部周辺の手術は反回神経周囲の手術であるため、反回神経麻痺が起こると、嚥下反射が消失する可能性があります。嗄声が出現したときは嚥下機能に注意が必要です。

3 消化機能をアセスメントするための判断基準

1 生理的イレウス

手術や麻酔、特に開腹手術の侵襲によって術後の蠕動運動が停止または減弱した状態をいいます。通常48～72時間で腸蠕動運動は回復します。

表 2-6-1　術後イレウスの分類と特徴、主な治療

術後イレウス＝ 48 ～ 72 時間経過しても蠕動運動が回復しないこと				
colspan="2"	機械的イレウス || colspan="2"	機能的イレウス	
単純性（閉塞性）イレウス 癒着性イレウス	術後組織癒着による通過障害 腹部聴診で有響性金属音 X 線写真で鏡面像（ニボー）多数 約 9 割が禁食により保存的治療、またはイレウス管による減圧、改善がない場合は手術	麻痺性イレウス	術後 72 時間が過ぎても排ガスなし X 線写真で消化管全体に腸管拡張ガス像、鏡面像（ニボー）軽度 原因疾患の治療が原則、腸管ガス促進薬の投与
複雑性（絞扼性）イレウス	腸管の絞扼による血行障害を伴う閉塞 突発的、持続的な激痛 X 線写真で腸管拡張ガス像（無ガス像の場合あり）。鏡面像（ニボー像）多数 絞扼の解除が優先、緊急手術	痙攣性イレウス	腸管に器質的な疾患はなく、腸管の一部が痙攣を起こしたもの 緩徐に始まる周期的な腹痛や嘔吐、排便や排ガスの停止、腹部膨満感 原因疾患の内科的治療が主

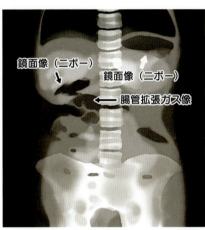

鏡面像（ニボー）は、立位で腹部単純 X 線写真を撮影したとき、腸管内ガスと貯留する液体との境界面を示すガス像が写る

図 2-6-2　鏡面像（ニボー）と腸管拡張ガス像［模式図］

② 術後イレウス

　手術後は、全身麻酔や手術の影響によって、消化管の蠕動運動は一時的に麻痺した状態になります。特に腹部の手術では、消化管に機械的刺激が入りやすく、消化管運動を抑制する状態が継続します。手術後 48 ～ 72 時間は、全身麻酔や手術の影響で消化管運動が減弱するとされています。しかし、そのまま消化管運動が減弱してしまうと、術後イレウスを起こします（表 2-6-1、図 2-6-2）。腹痛、腹部膨満腹痛、腸蠕動音欠如または減弱、悪心・嘔吐、排ガスの停止、排便の停止、水分や食事後の嘔気、嘔吐、腹痛・蠕動不穏などの、術後イレウスの症状は必ずおさえてください。

＊引用・参考文献

1）佐藤昭夫ほか．人体の構造と機能．第3版．東京，医歯薬出版，2014.
2）澤田元太．術後イレウス．看護・観察の要注意ポイント．消化器外科 NURSING. 21（9），2016，16-20.
3）鎌倉やよいほか．手術期の臨床判断を磨く．東京，医学書院，2013.

（濱田 麻由美）

memo

Part 2 身体的アセスメント

6 消化・排泄
事例⑩ 術後の排尿障害のリスクをどう読む？

このケースで "鍛える力"
術前の排泄機能を評価し、術後に及ぼす影響を考えてケアにつなげる力

事例紹介

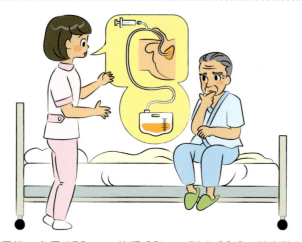

Jさん、70歳、男性。身長172cm、体重68kg、BMI 23.0。前立腺がんと診断されており、明日の全身麻酔で腹腔鏡下前立腺全摘術のため入院しました。手術後5日目に膀胱留置カテーテル（20Fr）が抜去される予定です。

患者情報と検査値（退院前）

血清総タンパク 7.5g/dL　血清アルブミン 4.0g/dL　ヘモグロビン 13.8g/dL
血糖 99mg/dL　ナトリウム 138mEq/L　カリウム 3.9mEq/L　クロール 102mEq/L
クレアチニン 0.8mg/dL

尿蛋白（−）　尿糖（−）　尿潜血（±）　ケトン体（−）

職業は自営で、外回りが多い仕事です。入院前は1日3食（常食）がとれていました。入院時の排尿状況は11回／日（夜間3回）、排便状況は1回／日で、いずれも自立していました。

考えてみよう！
- 消化器系機能に問題はありませんか？
- 泌尿器系の機能問題はありませんか？
- 消化器系／泌尿器系からの老廃物の排泄問題はありませんか？
- 皮膚からの老廃物の排泄問題はありませんか？
- 排泄の障害となる因子は何でしょうか？

事例のアセスメント

　ポイントは「腹腔鏡下前立腺全摘術」「膀胱留置カテーテル」で、「職業は自営で、外回りが多い仕事」「入院時の排尿状況は11回／日（夜間3回）」「排泄状況は自立」にも着目しましょう。

　手術の際に全身麻酔をかけることによって一時的に消化管運動は低下します。しかし、腹腔鏡下前立腺全摘術は、消化管に機械的刺激を加える術式ではないため、消化管運動の回復が遅くなるリスクは低いと考えます。術前の血液検査では電解質に異常がなく、術前の尿の生成機能の機能も正常で、術後の正常な回復過程を経過すると考えます。

　手術前の排便状況は自立しており、今後も排便行動には障害は起きないと考えます。腹腔鏡下前立腺全摘術では膀胱と尿道とを吻合し、蓄尿と排尿の機能を停止して吻合部の安静を保つため膀胱留置カテーテルを5日間程度留置します。尿の中に損傷を受けた組織が修復する過程の出血や老廃物も一緒に排泄されることになります。

　手術中の不感蒸泄の量と、術中術後の水分出納を予測する必要はありますが、腹腔鏡下前立腺全摘術は侵襲が小さい手術であり、術前血液検査電解質に異常がないため、正常な回復過程を経過すると考えます。

　入院時の尿の排泄は自立していますが、11回／日（夜間3回）と前立腺がんの症状が出ています。前立腺は全摘するため、頻尿の症状はおさまると考えます。ただし、腹腔鏡下前立腺全摘術は外尿道括約筋に機械的刺激を加えるため、排尿障害（失禁）が起こる可能性が高くなります。現在、仕事も現役で外回りが多いため、尿失禁に対するセルフケアが必要となるでしょう。

　膀胱留置カテーテルは、手術後の吻合部の安静や創部ドレーンのためでもあるので、太いカテーテル（20Fr）を挿入しています。尿道にとっては異物であり、抜去時は尿道に強い刺激が加わることで浮腫や出血を来すと尿道の狭窄が起こり、尿閉を起こす可能性があります。

　以上のことから、Jさんには手術による外尿道括約筋への機械的刺激、膀胱留置カテーテル抜去時の尿道への刺激に伴う排尿障害のリスクがあると考えられます。

📋 事例の看護計画例

看護問題：手術による外尿道括約筋への機械的刺激、膀胱留置カテーテル抜去
時の尿道への刺激に伴う排尿障害（尿閉・尿失禁）のリスク

看護目標：排尿障害の症状を早期発見する

看護計画：

O-P　1. バイタルサイン

　　　　2. 下腹部の膨隆の有無

　　　　3. 排泄パターン、尿の性状

　　　　4. 残尿感の有無

　　　　5. 1回排尿量

　　　　6. 尿失禁の量

　　　　7. 必要なときは1回残尿量

　　　　8. 飲水量

　　　　9. 心理面

T-P　1. 1回尿量の計測・記録

　　　　2. 排泄時間の記録

　　　　3. 尿失禁の量の計測・記録

　　　　4. 必要であれば残尿量の計測・記録

E-P　1. 排尿パターンの記録の必要性を説明し早期発見のケアに協力を得る

　　　　2. 尿取りパットなど、排泄ケアに必要な物品の目的や使用方法を説明
する

　　　　3. 心配なことがあれば、表出するように説明する

1 泌尿器系の仕組み

細胞外液量や細胞外液中の電解質、種々の物質の能動を調整して腎臓で生成された尿
は、尿管を通って膀胱に送られ膀胱にためられた後、尿道を通って排泄されます。腎臓と
尿路（尿管、膀胱、尿道）を合わせて泌尿器系といいます（**図2-6-3**）。

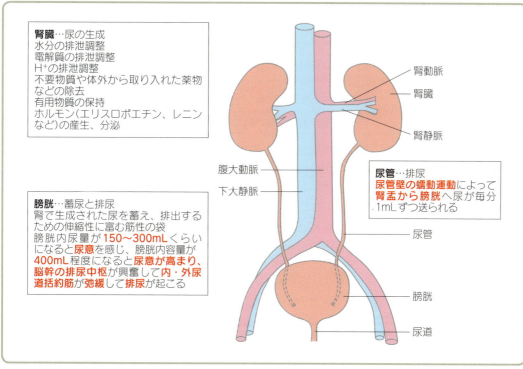

図 2-6-3　泌尿器系の仕組み

2　手術を受けたときの排泄への影響

① 蓄尿・排尿への影響

　蓄尿と排尿は、膀胱に尿が貯まることで大脳が交感神経と副交感神経へ命令を出すことで機能しています。麻酔や手術により、自律神経や尿道括約筋などの働きが抑制されるときは、膀胱留置カテーテルを挿入して排尿を促します。この間、一時的に排尿のメカニズムを停止させることになるため、長期間膀胱留置カテーテルを留置していると反射機能が鈍り、大脳からの命令が出ないという事態が起こる可能性があります。膀胱留置カテーテルの挿入時と抜去時には異物が尿道を通過することになるため、尿道に浮腫が生じたり、泌尿器系の手術に伴う出血が原因で血塊ができたりすることで、排尿障害（閉塞）が引き起こされる可能性もあります。

　また、手術部位が下腹部から骨盤底部の場合は、骨盤神経、下腹神経、陰部神経、内尿道括約筋、外尿道括約筋への機械的刺激（神経損傷、筋肉の切断など）があるため、排尿障害（失禁）が起こる可能性がります。

② 腎機能への影響

　手術侵襲に伴う生体の反応として、体液分布の変動が起こります。生体は水の再吸収を

表 2-6-2　排尿・排泄パターンに影響する障害

排尿異常	頻　尿	（10回／日以上）膀胱壁が過敏になり、尿がわずかにたまっても尿意を感じ、排尿行動をとる
	尿失禁	大脳による排尿を抑制する調節が働かない場合、ある程度尿が貯まると自然に尿が漏れ出す
	尿　閉	骨盤神経の損傷や尿道の圧迫などで、膀胱を完全に空にすることができない
排便異常	便　秘	便が出ないまたは出にくい
	下　痢	便がゆるい
	便失禁	便がもれる
	排便行動の変更	人工肛門、トイレまでの歩行が困難、便がわからない、伝えられない、トイレの場所がわからないなど

促進し、ナトリウムの蓄積とカリウムの排泄を増加させます。一時的に循環血漿量が減少（サードスペースへ移行）しますが、その後サードスペースから血管内へ細胞外液が戻り、循環血漿量が増加します。腎臓には生体の代謝の終末産物を排出する働きがあり、それらは最終的には尿として排泄されます。したがって、腎機能が低下して尿の生成ができず、排泄されなければ、急性腎不全を来すことがあります。

3　術後排泄の障害による生活への影響

　排泄の障害は、排泄データの指標の尿量と残尿率、便の性状を使用してアセスメントします。排尿は患者が日常生活を送りながらセルフケアを行うことになりますので、手術による排尿と排便のパターン障害が患者の生活に与える影響を考えます（**表 2-6-2**）。

　排尿と排泄のパターンが変わることに対し、患者は今までの生活の習慣を取り戻すセルフケアを行うか、あるいは新しい排尿・排便習慣を受け入れて生活していくことになります。看護師は患者の排尿・排便の状態を観察して状況を判断し、日常生活を支援する必要があります。尿失禁や便失禁は、排泄行為が自立していた人の自尊心を低下させます。手術によりこのような後遺症が残る患者に対しては、心理面・社会面のケアを忘れないようにしましょう。

❋ 引用・参考文献
　1）佐藤昭夫ほか. 人体の構造と機能. 第3版. 東京, 医歯薬出版, 2014.
　2）中村有里ほか. 根治的前立腺全摘除術の術前・術後の看護の基本. Uro-Lo. 21 (1), 2016, 79-85.
　3）落合慈之監修. 腎・泌尿器疾患ビジュアルブック. 第4版. 東京, 学研メディカル秀潤社, 2016.
　4）鎌倉やよいほか. 手術期の臨床判断を磨く. 東京, 医学書院, 2013.

（濱田 麻由美）

memo

Assessment Guide ▶▶▶ 消化・排泄のアセスメント

A 視 点

①尿の分泌と排出はどうか
②消化管からの老廃物の排出はどうか
③皮膚からの老廃物の排出はどうか
④排泄の障害となっている因子は何か

B 情 報

主観的情報	排尿の規則性 残尿感 尿失禁	尿閉 排尿時痛 排便の規則性	便意の有無 残便感	排便時痛の有無 腹部膨満感の有無
客観的情報	• 排尿回数 • 排尿の間隔 • 尿の色 • 尿量 • 尿比重 • 尿 pH	• 残尿感の有無 • 残尿率 • 尿失禁の有無と程度 • 排便回数 • 便の性状	• 便失禁の有無と程度 • 腸蠕動の状態 • ドレーンの排液(量、性状) • 腎機能 • 発汗	• 皮膚湿潤 • 検査値(腎機能) • レントゲン • 超音波検査 • 薬剤の使用

C 判断の根拠

1）指 標

尿 量	尿量：1 時間に 1mL 以上の尿量が必要 必要最低尿量：体重(kg)×10 ＝必要最低尿量(mL/ 日) 乏尿(≦ 1 日 500 mL)：水分の摂取量が少ない、水分の喪失量が多い、腎血流量が少ない等が考えられる 多尿(≧ 1 日 3,000 mL)：水分の摂取量が多い、水分の排泄が少ない、腎機能が低下している等が考えられる **尿量の観察から、水分の摂取状況や腎機能、炎症、血流量の状態を推測することができる**
残尿率	残尿量(mL)÷[自然排尿量(mL)＋残尿量(mL)]×100 ＝残尿率(%) 　正常：< 30% 　異常：≧ 30% **残尿率が大幅に逸脱するようであれば、自己導尿や用手排尿等の残尿の排出を検討する必要があると判断できる**
腎機能	男性：[体重(kg)×(140 －年齢)]÷(72×血清 Cr 値)＝腎機能(mL/ 分) 女性：[体重(kg)×(140 －年齢)]÷(72×血清 Cr 値)×0.85 ＝腎機能(mL/ 分) 　正常：男性：88.5〜155.4 mL/ 分 　　　　女性：82.5〜111.6 mL/ 分 　異常：基準範囲以下 **腎機能が低下しているかどうかが判断できる**
便の性状	• 光沢のない黒色便⇒肝炎 • 斑点状に黒色が混在⇒鉄剤の内服 • 灰白色便⇒慢性膵炎、胆道閉塞(閉塞性黄疸では、ビリルビンの混入により便が白色を帯びる) • 米のとぎ汁様白色便⇒コレラ、重金属中毒 • 黄色状の便⇒脂肪や乳製品の過剰摂取、センナ服用 • 緑色の便⇒抗菌薬服用、MRSA 腸炎、緑黄色野菜の多量摂取 • 粘液を含んだ便⇒過敏性大腸炎、回腸炎、結腸炎

便の性状	下血 • 黒色便⇒50～100 mL の上部消化管出血、または小腸～上行結腸までの出血 • タール便⇒100～400 mL の上部消化管出血、または小腸～上行結腸までの出血 • 暗赤色便⇒横行～下行結腸からの出血 • 鮮血便⇒S 状結腸～直腸からの出血 **便の性状から、障害されている臓器や部位を知ることができる**

2）検査データ

	検査項目	基準値	判断基準
腎・泌尿	尿酸(UA)	男性：3.0～7.2 mg/dL 女性：2.1～6.0 mg/dL	肝臓により生産され、腎臓で排泄される。食事による影響や肝機能障害、腎機能障害により上昇する
	ナトリウム(Na)	135～147 mEq/L	腎機能障害や水分出納バランスにより異常を来す
	カリウム(K)	3.6～4.9 mEq/L	腎機能での排泄異常や外傷、熱傷による組織からのカリウム放出により増加する
	クロール(Cl)	95～108 mEq/L	腎機能障害による排泄異常や脱水等の影響で増減する
	尿素窒素(BUN)	5～23 mg/dL	肝臓でアンモニアから合成されてできる代謝物質で、腎臓から排出される ≧50 mg/dL は腎機能障害(腎不全)、 ≧100 mg/dL は尿毒症を疑う
	クレアチニン・クリアランス(Ccr)	73～125 mL/分	糸球体の濾過能力を表す。腎臓で老廃物を排出する力がどのくらいなのかを判断できる
	クレアチニン(Cr)	男性：0.6～1.1 mg/dL 女性：0.4～0.8 mg/dL	糸球体で濾過され、尿細管で再吸収されずに尿として排出されるため、糸球体濾過機能(腎機能)を評価する指標となる
	尿量	1,000～1,500 mL/日	尿比重が正常値を逸脱していたり、急激な変動を来した場合は、腎機能障害や酸・塩基平衡に異常があると判断できる
	尿 pH	4.8～7.5 pH	
	尿比重	1.15 前後(24 時間尿)	
	尿タンパク	(定量)20～120 mg/日 (定性)－	
	尿糖	(定量)40～85 mg/日 (定性)－	

Part 3

手術療法における
アセスメント

Part 3 手術療法におけるアセスメント

1 術前のアセスメント
事例⑪ 術前にストーマ造設への不安が生じたら？

このケースで "鍛える力"
術前の心身をアセスメントし全身状態を整える力

事例紹介

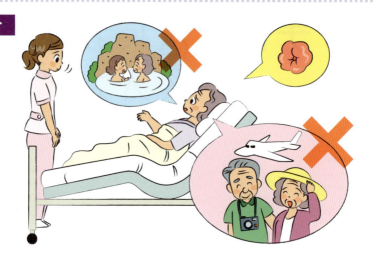

　Kさん、69歳、女性。筋層浸潤性膀胱がんと診断され、膀胱全摘除術及び回腸導管造設術、付属リンパ節郭清術を受けることになりました。本日入院し、明日はストーマサイトマーキングが実施され、明後日手術を施行予定です。夫と二人暮らしのKさんは、夫と一緒のときには笑顔が見られ、「手術もストーマの管理もがんばるわ」と笑顔で話されていました。ところが夫の帰宅後に訪室すると、表情は暗く、ため息をついています。「主人が心配するから、あの人の前ではがんばるって言ったけど、この歳まで健康に生きてきて、初めてがんって診断されて本当に戸惑っています。しかも手術でお腹にストーマができるなんて……とっても残念です。私、ストーマを管理していけるかしら。旅行が趣味で、主人やお友達と温泉に行くのが好きなの。もう温泉には行けなくなってしまいますね」と話し、表情は冴えません。

バイタルサイン

血圧 138/78mmHg　心拍 76 回／分　呼吸 12 回／分　体温 36.4℃　SpO$_2$ 97%

考えてみよう！
- ボディイメージが大きく変化する可能性のある患者に必要なケアとは？
- 患者の気がかりはストーマの管理以外にどんなものがある？
- 外来からどんなケアが継続されてきたか？

事例のアセスメント例

　Kさんは右下腹部に人工膀胱（ウロストミー）を造設する予定で、Kさん自身がストーマ管理を行います。60代後半で認知機能に問題はなく、指先の痺れもなく、ストーマを管理するための力は十分に備わっていると考えます。しかし、ボディイメージの変化を大きく伴う手術であること、ご自身の見た目が変わってしまうことを心配する発言から、術後のボディイメージの変化に対応できるよう、介入が必要であると考えます。

　明日はストーマサイトマーキングを予定しており、ストーマの模型を使用しながら、術後の姿を想起しやすいような介入を計画します。また、実際にお腹の上からストーマパウチを装着してもらい、生活上身体の制限が大きくかからないことを実感していただき、ストーマを造設された患者さんでも、今までのように日常生活を送れることを実感していただくとよいでしょう。

　Kさんは、旅行先で温泉に入ることを人生の楽しみとされており、それが今回の手術によってできなくなってしまうという誤った認識を持っています。ストーマ造設後も公共施設での入浴が可能であることを伝え、工夫して入浴できるような手段をKさんと一緒に考えていく必要があります。その他、ストーマを造設された患者さんの会を紹介し、少しでもストーマが身近な存在に感じられるような資源の活用も手段として考えられます。社会的資源として、Kさんはストーマ造設により障がい者手帳の給付対象となります。自治体から障がい者手帳の交付の手筈が整っているかを確認し、退院後も安心して地域に帰れるよう、長期的な目線で支援が必要であると考えます。

　以上のことから、Kさんにはストーマ増設によるボディイメージの混乱のリスクがあると考えられます。

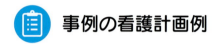
事例の看護計画例

看護問題：ストーマ造設によるボディイメージの混乱のリスク
看護目標：ストーマ造設後のボディイメージを受け止め、管理することができる
看護計画：

O-P
1. ストーマに関する言語的表現
2. ストーマに関する非言語的表現
3. 睡眠状況、食事摂取状況
4. 活動範囲、他者との交流

T-P
1. プライバシーが保て、感情を十分に表出できるような環境をつくる
2. 患者がボディイメージの変化をどのように受け止めているかを明らかにし、個別的な介入を検討する
3. ストーマに関する反応を記録に残し、医師やWOC看護師に報告し、情報を共有する
4. パウチ交換を計画し、患者が可能な限りストーマを見て、触れる機会を設定する
5. オストメイトの患者会の紹介を行う
6. 障がい者手帳の交付対象であることを伝え、社会制度を活用できるように紹介する

E-P
1. パウチ交換後は、散歩などの気分転換活動を行うことを勧める
2. ボディイメージの変化を受け入れるには長い時間が必要なことを本人および家族に伝え、現在の状態を肯定する

1 手術療法を受ける患者の看護

手術療法を受ける患者の外来受診から入院、手術までの経過と看護についておさえましょう。

① 外来での検査と看護

（1）疾患に関する検査

X線検査や内視鏡検査で病変の有無と部位が確認されます。その後、生検にて病理組織

分類がなされます。続いて超音波内視鏡検査、CT・MRI 検査が行われ、がんの進達度や転移の有無が診断され、治療方針が決定されます。なお、がんの部位によっては、あるいは非がんの疾患においては、必ずしもこれらの検査が実施されるとは限りませんし、その他に必要な検査もあります。

（2）手術前の検査

手術前の一般的な検査として、入院前に胸腹部のX線検査、採血（血算・生化学・凝固）、呼吸機能検査、安静時心電図検査が実施されます。検査結果が術後の回復促進に影響を与えるものであった場合、専門領域にコンサルトを行い、術後の回復過程に影響を及ぼす要因に向けて早期から問題解決に取り組みます。

2 外来での看護師の患者との関わり

（1）身体面への関わり

疾患、既往歴、手術式、麻酔様式から、患者にとって術後の回復過程の妨げとなる要因を少しでも減らした上で手術に臨めるよう、禁煙、呼吸訓練器を用いた呼吸訓練法、体重管理、栄養指導などの指導を実施し、身体面の準備を進めていきます。

（2）心理面への関わり

患者や家族が疾患や治療方法に対して十分な情報を得た上で、納得・同意して自ら決定できるように、次のような看護師のサポートが必要となります。

- 思いを表出しやすい場の調整
- 理解の確認とわかりやすい情報提供
- 気持ちの揺れに沿う
- 患者、家族の意思を尊重する
- 自己決定を支える支持的な援助

こうしたサポートを行うことで、患者やその家族は手術に向けて心理的準備が形成されていくといえます。病気と診断された患者の心理に大きな変化は生じていないか、ボディイメージが大きく変化する手術の場合は患者がそれを受容することができるかを見極め、必要に応じて医師や病棟の看護師あるいは認定・専門看護師につなぎます。

（3）社会面の関わり

患者の社会的役割に関する情報を収集し、疾患や手術がどのような影響を及ぼすかをアセスメントし、必要に応じて社会資源の活用に向けて支援を行います。

2 入院時のケア（手術前）

1 術前オリエンテーション

患者が手術や術後の経過をイメージすること、術後の合併症を予防する行動をとること

表 3-1-1　事例のクリニカルパス（例）

膀胱全摘除術および回腸導管造設術を受けられる患者さまへ（No.1）

月 日	／	／	
	入院日	手術前日	
患者目標	□入院生活について理解することができる □手術に対して理解し、心身ともに手術に臨む準備ができる		
処 置		□除毛を行います □ストーマサイトマーキングを行います （WOC 看護師）	
検 査	□必要時、採血・X 線の検査があります		
薬 剤		□下剤を内服します	
食 事	□常食が昼から出ます	□昼から低繊維食が開始になります □ 21 時以降、食事はできません	
活動・休息		□眠れない場合は睡眠薬をお渡しできます。看護師に伝えてください	
清 潔		□除毛後、シャワー浴を行います	
排 泄			
説明・指導	□医師 手術に関して説明を行います □看護師 入院生活、手術や装具交換に必要な物品について説明します □薬剤師 内服薬や点滴について説明します	□麻酔科医 麻酔に関して説明を行います □手術室看護師 手術室の入室に関して説明を行います □ ICU または HCU 看護師 必要時、ICU・HCU 看護師が集中治療室について説明を行います	

を目的に術前オリエンテーションを実施します。呼吸訓練や禁煙が遵守できているか確認し、術後の合併症予防のための行動がとれているか情報収集し、現状のアセスメントを行います。効果的にオリエンテーションを実施できるように、クリニカルパス（**表 3-1-1**）、パンフレットやリーフレット、ビデオ教材を用います。

2 患者情報の収集と術後回復促進に向けたアセスメント

患者の検査データ（採血、呼吸機能検査、安静心電図）や既往歴、内服薬その他患者の身体の情報から、手術や麻酔の侵襲に耐えられるか、また術後の合併症や機能症が起こる可能性があるか、アセスメントを行います（**表 3-1-2**）。

3 術後回復促進に向けたケア

患者情報を収集しアセスメントを行った結果に基づいて、術後回復促進に向けたケアに

	手術当日（前）／	手術当日（後）／	手術後1日目／
		□苦痛を最小限に過ごすことができる □合併症なく経過することができる	
	□手術着に着替えます	□酸素吸入を翌日朝まで行います □胸部に心電図のモニターを装着します □手術中から点滴を開始します □痛み止めの管が背中に入ります □お腹に管が入ります □下肢の血栓予防のために両足に器械が装着されます □術後、頻回に血圧などを測定します	□点滴を行います □医師が傷口の処置を行います □歩行ができれば、両足の器械を外します □WOCの看護師がストーマを診察します
		□必要時、採血・X線の検査があります	□採血・X線の検査があります
	□朝のお薬は必要時内服していただきます		□必要時、今まで飲んでいたお薬を内服します。医師の許可があるまで内服できません
	□食事はできません □水分（水かお茶）は＿時までとることができます	□禁飲食です 喉が渇いた場合はうがいができるので看護師に伝えてください	□禁食です □飲水は可能です。初回は看護師が見守ります
	□手術室まで歩いていきます	□ベッド上安静です。寝返りは可能です	□歩行可能です。初回は看護師が見守ります
	□歯磨きをしてください		□看護師がお体を拭きます
	□朝、浣腸をします	□手術後は回腸導管から尿が出ます。腹部にパウチが装着されます	□排便はトイレで行えます □尿パック内にたまった尿は看護師が廃棄します
	□腹帯・T字帯またはオムツを手術までに準備してください □ICU・CCUに手術後入室される場合は、物品を看護師と一緒に準備してください	□何か気になること（傷が痛い、吐き気がするなど）があれば看護師にお申し付けください。我慢される必要はありません	

入院時から取り組みます。

（1）循環状態を整える

動脈硬化、虚血性心疾患、高血圧、不整脈は合併症のハイリスク要因となります。手術に臨める状態になるよう介入が必要です。また、手術に準じて循環状態に関する内服薬の中止や薬剤の置換が必要となります。医師に報告して指示を受けましょう。

- 血圧のコントロール…降圧薬の内服、適度な運動、食事療法
- 心電図モニターによる管理
- 抗凝固薬の中止、薬剤置換（ヘパリンブリッジ）

（2）呼吸状態を整える

手術後は、全身麻酔（筋弛緩薬）による呼吸筋の抑制や手術体位による横隔膜の挙上に

表 3-1-1　事例のクリニカルパス（例）続き

膀胱全摘除術および回腸導管造設術を受けられる患者さまへ（No.2）

月　日	／	／	
	手術後 2 日目	手術後 3 日目〜 4 日目	
患者目標	□苦痛を最小限に過ごすことができる □合併症なく経過することができる		
処　置	□点滴を行います □医師が傷口の診察を行います	□点滴を行います □医師が傷口の診察を行います □背中の痛み止めの管を抜きます □腹部の管からの排液が少なければ抜きます	
検　査		□採血・レントゲンがあります	
薬　剤		□便が出ない場合は、お薬を内服してもらいます	
食　事	□昼から流動食が始まります ※間食についでは医師・看護師に確認してください	□医師の指示により食事内容は変更になります	
活動・休息	□活動に制限はありません。腹部の合併症（イレウス）の予防のためにも、たくさん歩くようにしましょう □眠れない場合は、睡眠薬をお渡しできます。看護師にお伝えください		
清　潔	□腹部の管が抜けるまでは看護師がお体を拭きます	□背中と腹部の管が抜けたらシャワーに入れます □感染予防のために、傷口はシャワーでよく洗ってください	
排　泄	□お腹が張る、ガスが出ない、吐き気がする場合は看護師に伝えてください □尿パック内にたまった尿は看護師が廃棄します		
説明・指導	□看護師が装具交換を行います。体調に問題がなければ、ストーマを見たり触ったりしてみましょう		

表 3-1-2　術後回復促進に向けたアセスメント

呼吸状態	呼吸器疾患の既往歴、呼吸機能検査、内服薬（呼吸中枢刺激薬）、喫煙歴、喫煙歴・禁煙期間、喀痰の貯留・喀出の有無、呼吸のエア入り、左右差の有無、呼吸回数、SpO_2 値
循環動態	循環器疾患の既往歴、安静心電図検査、心エコー、採血（血液凝固能）、内服薬（抗圧薬、抗不整脈薬、抗凝固薬、抗血小板製剤）
代謝機能	採血（肝機能、腎機能）
内分泌機能	内分泌疾患の既往歴、採血（Gul、HbA1c）、糖尿病薬（経口・経皮）
精神・中枢神経系	精神・中枢神経系の既往歴、向精神薬・中枢神経作用薬
栄養・全身の皮膚状態	身長・休重・BMI、採血（栄養・水化状態）、全身の皮膚の状態、内服薬（鉄剤）

※薬剤の中止については医師の指示を確認します

	手術後 5 日目〜 7 日目	手術後 8 日目〜退院	退　院
	□創部の感染なく過ごすことができる □装具交換の練習を行う	□体位に向けて準備を行う	□退院できる状態になる
	□医師が傷口の診察を行います □点滴は医師の指示により終了になります	□必要時医師が傷口の診察を行います	
	□必要時、採血・レントゲンがあります		
	□体調が安定したら、お薬を患者さま自身で管理していただきます。時期については看護師からお伝えします		
		□装具交換を浴室で行います	
		□昼間パウチ内にたまった尿はトイレで廃棄しましょう □夜は夜間用の尿バッグとパウチをつなげましょう □朝になったらご自身で夜間用のバッグにたまった尿を廃棄しましょう	
	□看護師と一緒に装具交換を少しずつ始めてみましょう	□ WOC の看護師と一緒に、装具交換を正しい手順で行えているか確認します □退院後の装具の注文の方法、退院後の生活についての指導、栄養指導があります。時期が決まりましたら看護師からお知らせします。家族の方に同席していただく場合もあります □退院前に次回の外来予約と WOC 看護師の診察予約をします	

より一時的に呼吸機能が低下します。アセスメントの結果、術後の呼吸状態の合併症のリスクが高い場合は、以下のケアを術前から積極的に取り入れましょう。

- 深呼吸法…腹式呼吸による深呼吸、創部を押さえた深呼吸
- 呼吸訓練器を用いた呼吸訓練…インセンティブ・スパイロメトリーの治療（**図 3-1-1**）
- 痰の喀出法…ハッフィング（深く息を吸い込んだ後、可能な限り早く短く「ハッハッ」と 1 〜 2 回息を吐き咳をする）
- 術後を想定した身体を動かす方法…ベッド上での体位変換、創部を保護する動き方

（3）栄養状態を整える

　手術侵襲により一時的な低栄養、貧血、電解質バランスの乱れ、外科的高血糖状態などが起こる可能性があります。手術侵襲によりこれらが大きく異常に傾くと予想できる場合は、術前からのケアが必要となります。栄養状態を整える目的は、術後の創傷治癒遅延と感染に対する抵抗力の低下の要因を低減するためです。

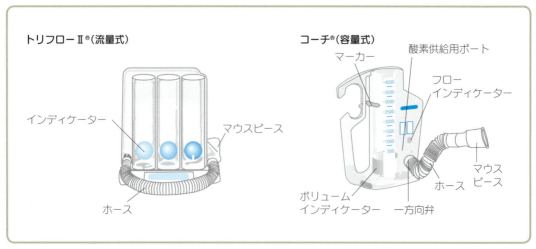

図 3-1-1　インセンティブ・スパイロメトリーの一例　　　　　　　　　　　（文献 1 より引用）
主に術後の無気肺予防を目的に用いられる

- 食事療法（性別・年齢・身長・体重・活動度に応じたエネルギー量）
- 輸血・輸液
- 中心静脈栄養
- 血糖値の管理、血糖降下薬の内服・投与

3　手術前日のケア

1　食事・水分制限

　麻酔による胃内容物の逆流と誤嚥を防ぐために食事と水分の制限を実施します。患者には最終食事摂取時刻と飲水可能時刻とを伝え、必要性の理解を促して制限を守ってもらいます。食事・水分制限の時間については医師に確認が必要です。食事・水分制限により脱水に陥る可能性もあるため、手術の開始時刻が午後になる場合は輸液を実施することもあります。

2　消化管の処置

　下部消化管の手術では、術操作による腹腔内の汚染防止と手術後の腸管吻合部の安静、腸閉塞の予防のために消化管の処置を実施します。方法は緩下薬の内服や浣腸による処置が一般的です。術野汚染を避けたい前立腺の手術や、術後離床が進みにくい整形外科の手術の際にも予防的に消化管の処置を行うことがあります。全身麻酔の手術であれば全例に消化管の処置が必要かというと、そうではありません。適応について医師に確認しましょう。

❸ 皮膚・臍の清潔

　術後感染の原因となる皮膚の汚れを落として細菌数を減らすことを目的に、術前にシャワー浴を実施します。患者一人でのシャワー浴が難しい場合は看護師の介助の下で実施します。腹部の手術の場合は臍の処置も必要となります。

❹ 除　毛

　手術部位の術野を確保することを目的に、手術前日に除毛を実施します。電気かみそりを使用しますが、このとき皮膚を傷つけると感染につながるため、全ての患者に適応となるわけではありません。医師の指示の下、必要最低限の除毛を実施しましょう。肌を慮出するケアであるため、実施の際は患者の羞恥心に十分な配慮が必要です。

❺ アレルギーの確認

　手術前日までに絆創膏やテープ、ラテックス、消毒薬、抗菌薬によるアレルギー発症の経験がないか確認し、必要に応じてテストを実施します。ここで得られた情報は手術室やICUなどの集中治療室と共有します。

❻ 中止薬、投与変更薬の確認

　手術当日の朝、患者が入院前まで内服していた薬剤をいつも通り内服するか、あるいは投与方法を変更するかについて確認を行います。

❼ 睡　眠

　手術前日は十分な睡眠がとれるよう、心理的に落ち着いて手術に臨めるような関わりが必要です。適宜、睡眠導入剤を使用しましょう。

❋引用・参考文献
1) 芹田晃道. "全身麻酔手術の後、呼吸器合併症になりやすいのはなぜ？". ナビトレ 新人ナースももこと学ぶ急性期看護のアセスメント：「あと一歩」の実践力が身に付く！. 小澤知子編. 大阪, メディカ出版, 2011.（Smart nurse Books 05）
2) 講義から実習へ：高齢者と成人の周手術期看護1　外来／病棟における術前看護. 第2版. 竹内登美子編著. 東京, 医歯薬出版, 2015, 46-64.
3) 前掲書2. 124-9.
4) がん看護ビジュアルナーシング. 榮木実枝監修. 花出正美編. 東京, 学研メディカル秀潤社, 2015, 56-60.（見てできる臨床ケア図鑑）

（山本 悦子・小澤 知子）

Part 3 手術療法におけるアセスメント

2 術後回復促進のアセスメント

事例⑫ 術後に発熱、創部発赤が生じたら？

このケースで "鍛える力"

創傷治癒に影響する要因を把握し、早期に異常に気づける力

事例紹介

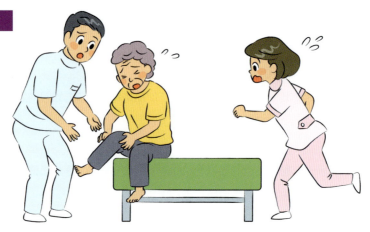

Lさん、72歳、女性。身長155cm、体重56kg、BMI 23.3。右変形性膝関節症の治療で人工膝関節置換術（右）を受けました。術後は膝の創部痛の管理を行いながらリハビリを進めています。術後10日目頃より創部に発赤が見られ、夜間発熱するようになりました。術後13日目の朝、創部周囲に発赤、腫脹、熱感、疼痛が見られ鎮痛薬を内服してリハビリを始めましたが、リハビリ時に膝を曲げるときに今までより強い痛みが出現しています。

検査値（術前）と患者情報

血小板 16.0×10⁴/μL　出血時間 3分　プロトロンビン時間 10.4秒
活性化部分トロンボプラスチン時間　30秒
既往歴に糖尿病があり、内服薬で管理しています。

表 3-2-1　事例 L さんの血液検査の結果（入院時〜術後 10 日目）

検査値	術前	術後 1 日目	術後 5 日目	術後 10 日目
血清総タンパク (g/dL)	7.2	5.8	7.0	7.0
血清アルブミン (g/dL)	4.6	3.6	4.2	4.5
血糖 (mg/dL)	110	125	98	96
C 反応性タンパク (mg/dL)	0.2	7.5	5.4	8.2
赤血球 (×10⁴μL)	388	360	396	401
白血球 (/μ)	5,500	11,000	8,000	12,000
ヘモグロビン (g/dL)	12.8	11.5	12.5	13.0

考えてみよう！

- 入院時から術後 7 日目までの血液検査の結果（表 3-2-1）からわかることは？
- 創傷治癒の遷延につながる要因は？
- 生体に侵襲が加わることによる創傷治癒への影響は？
- 創傷治癒過程を遷延させない予防ができていますか？
- 創傷治癒過程は逸脱なく経過していますか？

事例のアセスメント例

　ポイントは「膝の創部に発赤」「夜間発熱」「創部周囲に発赤、腫脹、熱感、疼痛」「リハビリ時に膝を曲げるときに今までより強い痛み」で、「糖尿病」「C 反応性タンパク 8.2 (mg/dL)」「白血球 12,000 (/μ)」にも着目しましょう。

　糖尿病の既往から、感染を起こす可能性があることは術前から考えることができます。血清総タンパク、血清アルブミン、血糖、白血球、C 反応性タンパクの値について、術後 5 日までは正常な術後の生体反応の推移だと考えます。術後の創傷治癒過程の経過は正常過程であり、リハビリも順調に経過しているので、創傷治癒を促進するケアはできていると考えられます。感染症状が治まるまでは創部の安静を保ち、感染源に対する治療の正確な実施と感染経路の遮断のためのケアが必要です。

　ところが、術後 10 日目より創部の発赤が見られ、夜間に発熱が出現しています。白血球と C 反応性タンパクの値が上昇していることから、術後感染の可能性が考えられます。さらに、術後 13 日目に見られた創部周囲の発赤、腫脹、熱感、疼痛、リハビリ時に膝を曲げるときに今までより強い痛みの症状が出ていることは、感染の徴候だと考えられます。

　以上のことから、L さんには術後感染徴候に伴う膝関節可動域低下および活動量低下のリスクが考えられます。

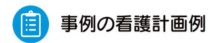
事例の看護計画例

看護問題：術後感染徴候に伴う膝関節可動域低下、活動量低下のリスク状態
看護目標：感染源に対する治療の正確に実施し、感染経路を遮断するケアを実施する
看護計画：

O-P
1. 発熱の有無・熱型
2. 創部の発赤・腫脹・熱感の有無
3. 創部痛の有無と程度
4. 食事摂取状況
5. 内服薬の有無
6. 血液検査結果（白血球値・C反応性タンパク値）

T-P
1. 確実な抗菌薬の投与
2. 創部の状態に合わせた創傷ケア
3. 抵抗力を下げないためのケア（離床　栄養管理　血糖管理）

E-P
1. 創部の発赤・腫脹・熱感・疼痛が増強する時は看護師に伝えるように指導する

1 術後の創傷治癒過程

　創傷とは「体組織の損傷で、特に物理的外力によって起こるもの」[1]で、組織の損傷です。創傷治癒の形式には一次治癒と二次治癒とがあり、手術後の創傷は一次治癒になります。本項では手術後の創傷治癒過程について学習していきます。正常な創傷治癒過程に沿った適切な看護と、創傷治癒の遷延を起こす要因をアセスメントすることで、創傷治癒過程への影響を予測することができます。
　創傷は以下の5段階を経て治癒していきます（図 3-2-1）。

❶ 受傷期（手術）
受傷（手術）直後から創傷治癒過程が始まります。

❷ 凝固・止血期（受傷1～2日）
受傷反応として一過性に血管は収縮し、血小板が凝集することによって止血されます。

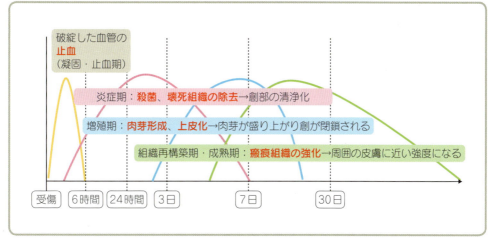

図 3-2-1 創傷治癒過程

③ 炎症期（受傷1〜7日）

炎症反応とし、障害された血管内皮細胞や肥満細胞から生産されるヒスタミンやセロトニンなどのはたらきにより血管の拡張と血管透過性の亢進が起こり、好中球やマクロファージが遊走して菌や死細胞の貪食を行います。

④ 増殖期（受傷3日〜2週間）

フィブリノーゲンが凝固過程によりフィブリンとなり、線維芽細胞が活発になり増殖します。コラーゲンなどが合成分泌して細胞外基質が合成され、上皮細胞が増殖され細胞遊走が活発化します。細小血管系において既存の血管から新しい血管が形成されます（血管新生）。

⑤ 組織再構築期・成熟期（受傷5日〜2年）

線維芽細胞が成熟し、コラーゲンを分泌し、コラーゲン線維に形成され創をつなぎ合わせます。健康な肉芽組織が形成され、筋線維芽細胞などが関与して創は収縮し、創部の上皮細胞が多層化し創が閉鎖します。血管系は退縮し、瘢痕化して創が成熟します。

2 創傷治癒過程の遷延につながる要因

細胞が活性化するには、水・酸素・栄養・適切な温度と湿度が必要です。その状態を保持できない状態をつくらないよう、患者の内的・外的環境を整える必要があります。創傷治癒の遅延につながる要因を**表 3-2-2** にまとめました。

表 3-2-2　創傷治癒の遅延につながる要因

術　前	術　中	術　後
• 低栄養状態 • 肥満 • 皮膚の状態 • 加齢 • 高血糖 • 感覚の変化 • 循環障害 • 末梢神経障害 • 放射線治療 • 喫煙歴 • ステロイドの使用	• 手術侵襲の大きさ • 手術時間 • 手術室の空気汚染 • 手術器材の汚染 • 手術手技	• 吻合部血行障害や、吻合部の内圧上昇 　（手術手技に伴う） • 機械的外力（再建された臓器の挙上に 　よる牽引・過度の緊張） • 無効なドレナージ • 一次治癒層の 24 ～ 48 時間清潔の保持 • 創の乾燥 • 低栄養状態 • 可動性障害

表 3-2-3　内的因子による創傷治癒過程への影響

因　子	根　拠
低栄養状態	血清総タンパクと血清アルブミンが低い場合、タンパク（アミノ酸など）は、創傷治癒の過程で、コラーゲンを中心とした、サイトカインを産生し、生体防御に働くため、低栄養状態が長期間続くことになる
喫　煙	ニコチンは血管を収縮させ組織への酸素の供給を減少させるため、創部への酸素供給量が低下する
高血糖	血糖値が高い場合、糖は侵襲の影響で糖新生が起こり外科的糖尿の状態になることに加え、血糖が高い状態で経過し、白血球の遊走能の低下、殺菌能の低下、循環障害による組織修復能の低下を引き起こし、感染防御力が低下する

3　生体に侵襲が加わることによる創傷治癒への影響

侵襲を受けたときに生体の栄養・代謝がどのように変化するか復習しましょう。

① 手術侵襲によるエネルギー代謝の変化の影響

栄養・代謝の項（→ 100 ページ～）で述べたように、侵襲を受けると生体はエネルギーの異化同化が起こります。このエネルギー代謝の変化は、侵襲を受けた身体の恒常性機能です。創傷治癒においても必要です。

② 内的環境の影響

手術を受ける患者自身の身体の状況（生活習慣）が、術後の創傷治癒の過程に影響することがあります（**表 3-2-3**）。

③ 外的環境の影響

外的因子による創傷治癒過程への影響を**表 3-2-4** に示します。

④ 創傷治癒過程の異常

こうしたさまざまな要因が重なって創傷治癒過程から逸脱すると、創部の炎症が始まり感染徴候が出現します。侵襲による炎症反応なのか、あるいは感染徴候なのかの判断が重要になります。

表 3-2-4　外的因子による創傷治癒過程への影響

因　子	根拠とアセスメント
手術中低体温（低体温：直腸温で 35℃未満）	血小板の機能障害や凝固因子の破綻によって組織収縮機能の低下、血管収縮による組織低酸素とそれによる免疫機能低下による手術部位感染のリスクとなる
手術後低酸素	組織低酸素状態の原因となり、活性酸素の産生・好中球の細菌貪食機能の低下・サイトカイン産生の低下を引き起こし、手術部位感染のリスクとなる

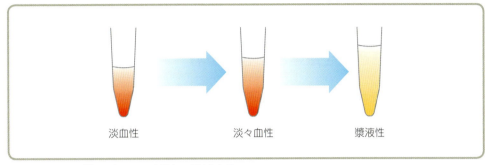

図 3-2-2　正常なドレーン排液の性状変化

（1）身体的症状による早期発見

　発赤・発熱（熱感）・腫脹・疼痛・機能障害は、感染の 5 徴候です。しかしこれらの症状は、侵襲の影響により生体反応として術後に出現するものでもあります。術後 3 ～ 4 日目以降にいったん解熱し、疼痛が緩和した後に出現したときは術後感染を疑います。

　この症状に加えて、血液検査の推移の観察も重要です。手術後は、生体反応により炎症反応が現れますので、白血球（WBC）・C 反応性タンパク（CRP）の値は一時的に高値になります。白血球数に関して、1 ～ 2 日で低下し正常値に戻ります。C 反応性タンパクは術後 2 ～ 3 日目にピーク値となり、徐々に低下していきます。どちらもいったん下降しだした値が、上昇し始めたときは、術後感染の可能性があります。

（2）ドレーン排液の異常

　創傷治癒過程の異常を発見するには、創部のドレーンの観察も重要です。正常な創傷治癒過程では、ドレーン排液は血性・淡血性・淡々血性と、鮮血に近かった色が徐々に薄くなっていきます（図 3-2-2）。感染が起こった場合の、ドレーン排液の変化については Part3-2 事例⑮（→ 172 ページ～）を参照してください。

4　創部感染

　感染は、感染源・感染経路・宿主の 3 要素がすべてそろった状態で発生します（表 3-2-5）。術後に創部感染を起こさないためには、この 3 要素がそろう環境をつくらないことが重要です。

表 3-2-5　手術創における 3 要素

感染源	感染経路	宿　主
• 本人が持つ常在菌 • 外因性に持ち込まれた細菌 • 創部や組織内にある壊死組織や異物 ☆黄色ブドウ球菌・コアグラーゼ陰性ブドウ球菌・緑膿菌・腸球菌などが術後感染の起因菌となることが報告されています。	• 本人が持つ消化管の常在菌と皮膚の常在菌による術野の汚染 • 血管内留置カテーテル • 尿路感染 • ドレーンからの感染	• 栄養状態の低下 • 糖尿病（高血糖状態） • ステロイド剤内服治療 • 免疫機能が低下する治療（抗がん剤・免疫抑制剤など） • 血流が悪い • 低酸素 • 菌保菌者

5　創傷治癒過程を遷延させない予防

創傷治癒を遷延させる要因を取り除きます。創傷治癒過程に沿った適切な予防が必要です。

1　受傷期、凝固・止血期

手術中の体温管理を行い、低体温を予防します。切断された血管は結紮・縫合・クリッピング・電気メスでの凝固・止血剤・圧迫などで止血します。術後、何らかの原因により血管壁が破綻すると出血が起こる（術後出血）ため、血管壁に圧力がかからないよう、手術部位の安静に努めます。

2　炎症期

手術後は血糖を 200mg/dL 未満で管理します。体温の変化も起こりやすい時期ですので、随伴症状のケアを行います。酸素化を図るため、SpO_2 95％以上を保持し、離床を進めます。術後 48 時間は原則として創部を密閉し、創部の湿潤環境と病原体侵入の予防に努めます。

3　増殖期

縫合（吻合）不全を起こさないよう、感染および消化管内圧の上昇を予防します。創傷治癒に必要な栄養を補給します。細胞増殖のため、循環をよくする目的で離床を促します。

4　成熟期・再構築期

患者自身が創傷治癒を自己管理できるよう支援します。

✲ 引用・参考文献
1）ステッドマン医学大辞典. 改訂第 6 版. 東京，メジカルビュー社，2008.
2）鎌倉やよいほか. 周術期の臨床判断を磨く：手術侵襲と生体反応から導く看護. 東京，医学書院，2008.
3）雄西智恵美ほか編. 周手術期看護論. 第 3 版. 東京，ヌーヴェルヒロカワ，2014.（成人看護学）
4）河口奈美恵. 治療の中での看護技術手術創管理. 整形外科看護. 21（1），2016，50-4.
5）藤本由梨ほか. 術後創傷ケアの知識・手技. 消化器外科 NURSING. 19（12），2014，1168-76.
6）遠藤渉ほか. 人工関節術後感染の発生後の対応. 整形外科看護. 22（1），2017，19-24.
7）矢野邦夫. CDC 手術部位感染の予防のためのガイドライン. ケンエー IC NEWS　感染対策に関する最新ニュース 66. 健栄製薬，2017.

（濱田　麻由美）

memo

Part 3 手術療法におけるアセスメント

2 術後回復促進のアセスメント
事例⑬ 術後の痛みが心身に及ぼす影響は？

このケースで "鍛える力"

術後に生じる疼痛のメカニズムを理解し、痛みを抱える患者を支援する力

事例紹介

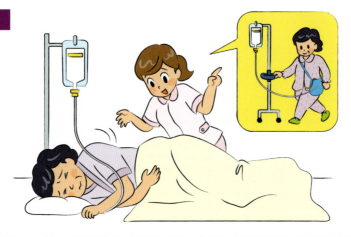

Mさん、54歳、女性。子宮頸がんと診断され、開腹・広汎子宮全摘出術が行われました。術後1日目の朝9時、看護師が訪室し、回復のために廊下まで歩くことを勧めたところ、Mさんは下腹部をさすりながら「廊下までですか？　まだお腹の辺りが痛くて……自分で体の向きを変えることもできないので、今日は無理だと思います」と、眉間にしわを寄せて話されました。体位変換を介助すると、「いたたた……」と、表情がさらに険しくなりました。

 バイタルサイン

血圧 132/88mmHg　体温 37.1℃　脈拍 99回／分　呼吸 26回／分　心拍 97回／分　SpO_2 96%

- 患者の痛みの度合いは？　痛みが強まるときの状況とは？
- 痛みがあれば離床は行わないほうがよい？
- 鎮痛薬の使用状況は？
- 術後生じる疼痛の特性とは？
- 疼痛を評価してケアを行うには？

事例のアセスメント例

Mさんの術後の経過を**表3-2-6**にまとめました。正中に20cm程度の切開創があり、左右骨盤底ドレーンと膀胱留置カテーテルが入っています。左上肢に持続点滴（100mL/時）、術後持続硬膜外麻酔（**図3-2-3**）は3mL/時、レスキュー3mL/回、ロックアウトタイムは30分で管理されています。当初、疼痛のコントロールは良好でした。

持続硬膜外麻酔は術後の疼痛コントロールにおいて非常に有効ですが、副作用として薬剤による悪心や中枢神経抑制による血圧低下が生じます。術後の悪心や血圧低下が硬膜外麻酔による副作用であると判断するには、フィジカルアセスメントが重要となります。

術後の血圧低下の要因としては術後出血が考えられますが、ドレーンの性状、流出状況、膀胱留置カテーテルの流出状況、創部の状況から、術後出血の兆候はないと考えま

表3-2-6　事例Mさんの経過（術後1日目）

6：00	検温時の血圧 90／58mmHg 悪心の訴えあり 排ガスはまだないが、腸蠕動音は微弱に聴取可能 腹部膨満感なし 創部の疼痛の訴えなし 指示薬のメトクロプラミド 10mg＋生食50mLを30分かけて静注
7：00	吐気がするとナースコールあり 訪室し嘔吐用の袋を渡すと少量の唾液様吐物あり 血圧再検、80/45mmHgまで下降 創部の疼痛の訴え、腹部膨満感はなし 左右骨盤底ドレーンは淡血性排液が少量流出 膀胱留置カテーテルは淡黄色の尿が60mL/時流出 正中創部のガーゼ汚染なし 持続硬膜外麻酔の投与を中止する
8：00	血圧再検、90/60mmHgまで上昇 吐気は軽減 腹部の創部にNRS 3＊の疼痛あり
9：00	下腹部の創部の疼痛はNRS 5＊まで上昇
10：00	検温時のバイタルサイン 体温 36.9℃　血圧 132/90mmHg　脈拍 97回／分　心拍数 96回／分　呼吸数 26回／分 SpO₂ 96%　末梢冷感なし　チアノーゼなし 正中切開部にNRS 8＊の疼痛あり、体動時や咳嗽時にさらに増強 呼吸音は清明、触診上、下部胸郭の拡張が不良

＊NRS→**表3-2-10**（→161ページ）参照

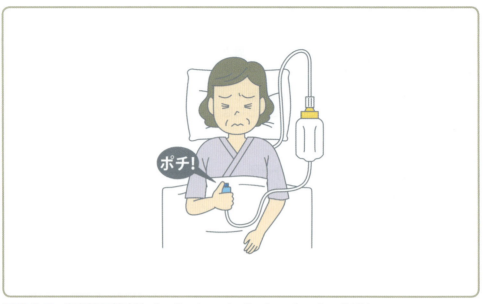

図 3-2-3 患者管理鎮痛法（patient controlled analgesia；PCA）

す。また腸蠕動音を聴取できたため、イレウスの兆候はないと判断できます。

　以上のフィジカルアセスメントの結果、血圧低下と悪心は硬膜外麻酔の副作用であると判断し、薬剤投与を中止しました。しかし、悪心や血圧低下は改善されましたが、一方で疼痛が顕著に増加しました。

　術後の疼痛は身体・心理面にも影響を及ぼします。疼痛が増強したMさんは呼吸数が増加し、血圧や脈拍も上昇していることから、致死的な影響は生じていないにせよ、疼痛が身体に及ぼす影響の大きさがうかがえます。またMさんは離床への意欲が低下していますが、手術と麻酔の侵襲から回復するためには早期からの離床が必要となります。

　疼痛は本人にしかわからない感覚であり、非常に不快なものだといえます。持続硬膜外麻酔を中止した後は、指示のある薬剤で鎮痛を行いながら離床を進める必要があります。以上のことから、Mさんは疼痛増強に関連した離床困難であると考えられます。

事例の看護計画例

> **看護問題**：疼痛の増強に関連した離床困難
> **看護目標**：疼痛をコントロールし、疼痛がなく離床できる
> **看護計画**：
> 　**O-P** 1. バイタルサイン

2. 疼痛の部位、疼痛の程度、性質、始まりと持続時間

3. 表情、言動

4. 創部の状態（発赤・腫脹）

5. 血液検査（WBC、CRP）

6. 鎮痛薬（薬剤の種類、投与時間）

T-P 1. 創部周辺の衣類をゆるめる

2. 疼痛への対症指示（鎮痛薬内服）および実施

E-P 1. 疼痛を我慢しないよう伝える

2. 咳嗽時や体動時には創部を手で押さえて保護することを指導する

3. 体動時にドレーンチューブの屈曲や抜けに気をつける

1 疼痛の定義

　疼痛とは「組織の実質的または潜在的な傷害に伴う不快な感覚、情動体験、あるいはこのような傷害を言い表す言葉を使って述べられる同様な体験である」[1] と定義されています。ほかに、NANDA-1 では、急性疼痛を「発症は突発的または遅発的で、強さは軽度から重度までさまざまあり、回復が期待・予測できる」[2] ものであり、慢性疼痛を「発症は突発的または遅発的で、強さは軽度から重度までさまざまあり、持続的・反復的え、回復は期待・予測できず、3 カ月以上続く」[3] ものであると定義しています。

2 疼痛の特徴

　疼痛は身体の異常を知らせるシグナル[4] としての機能を持ちます。しかし、患者にとって疼痛は不快な感覚であり、持続することで心身に影響を及ぼすため、コントロールが必要です。

　疼痛は疾患や術式といった要因だけでなく、性別や文化、患者の今までの疼痛体験などのさまざまな要因を受け、個々人によって異なります。患者の安楽を阻害する疼痛について、患者の背景にある一つひとつの要因をアセスメントすることが大切です。

3 疼痛の種類

疼痛の種類について図 3-2-4 にまとめました。

1 疼痛が生じる原因による分類

（1）侵害受容性痛

生体組織が破綻するような生体内外からの刺激が神経終末の侵害受容器を興奮させ、シナプスを介して大脳皮質に伝わることによって生じる疼痛です。侵害受容性痛は体性痛と内臓痛とに分類されます。

（2）神経障害性痛

侵害受容器を介さない、侵害刺激によらない神経の損傷による疼痛です。

（3）心因性痛

疼痛の原因になる身体的病因がとくに見出せない疼痛です。

術後の疼痛には手術操作による侵害受容性痛が大きく関わっています。侵害刺激は神経路を介し視床下部に伝わり、疼痛を感じるようになります。また、組織のダメージに伴って疼痛物質が放出され、局所の炎症や疼痛を助長します。その結果、疼痛を感じるわけですが、そのほかにもドレーンの留置、安静による同一体位など、さまざまな要因が疼痛を引き起こし、増強させたりします。

2 発症時期による分類

疼痛は急性疼痛と慢性疼痛とに分類できます（表 3-2-7）。短期間または短時間で消失する急性疼痛を放置し持続させると中枢神経系に可塑的変化が生じ、慢性疼痛に移行することもあるため、急性疼痛の時点でいかに早く消失させるかが重要です。

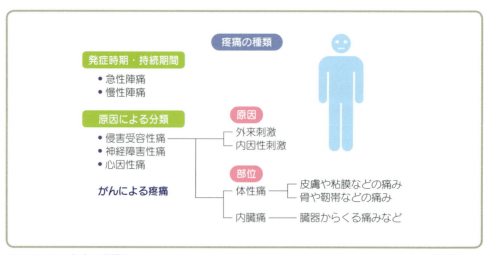

図 3-2-4　疼痛の種類　　　　　　　　　　　　　　　　　　　　　　　　　（文献5を改変）

表 3-2-7　発症時期による疼痛の分類

急性疼痛	慢性疼痛
• 通常は1カ月以内に消失する • 一般に、外傷や手術侵襲、感染による炎症や腫脹などの侵害刺激によって起こり、原因や発生場所がはっきりしていることが多い疼痛刺激の消失や損傷の治癒とともに消失する	• 3カ月以上続く疼痛や繰り返し起こる疼痛急性の組織損傷が消失しても1カ月以上継続する • 多くは中枢神経系に可塑的変化が生じて発現する神経系の異常

（文献6を一部改変）

表 3-2-8　侵害受容性痛の原因と分類

原　因	外来刺激		生体への物理的作用（機械的、温熱）、化学物質などへの刺激
	内因性刺激		炎症や組織損傷によって放出される物質（ブラジキニン、プロスタグランジン、サイトカインなど）による刺激
部位による分類	体性痛	表在痛	皮膚や粘膜などの痛み
		深部痛	骨や靱帯、骨格筋などの痛み
	内臓痛		臓器から生じる痛みや不快な感覚
痛みの特徴			• 痛みは皮膚の手術＜骨・関節の手術＜開腹・開胸手術の順に強くなる • 手術後12〜36時間が最も強く、手術後2〜3日で軽減する • 手術後48時間以上経過した後にも痛みが続く場合は感染などほかの原因を疑う

（文献5を改変）

4　術後の疼痛の特徴

　術後疼痛は侵害受容性痛です。原因、分類、その特徴について**表 3-2-8**にまとめました。

5　疼痛による心身への影響

　疼痛は患者にとって不快な感覚であるだけでなく、呼吸器・循環器・消化器などに影響を及ぼします（**表 3-2-9**）。特に体動により術後の疼痛が増強することがあります。疼痛は避けられない痛みであり、そのため患者は動きたくないという気持ちが起こりやすく、離床がすすまないことにより合併症が出現する恐れがあります。

6　疼痛のアセスメントとケア

　疼痛は患者本人にのみわかる主観的な体験です。たとえ同じ疾患あるいは術式であっても、人によって痛みの感じ方はそれぞれです。適切な疼痛コントロールを行うためには疼痛評価スケールを用い、主観的・客観的情報をもって評価する必要があります。

表 3-2-9　疼痛が心身に及ぼす影響

影響を受ける器官	身体への影響
呼吸器	肋間筋や横隔膜の動きを制限する。浅表性呼吸、排痰行動の抑制により低換気状態や低酸素血症、無気肺が起こる
循環器	カテコールアミンなどの分泌促進が起こり、脈拍、血圧の上昇、心筋酸素消費量の増大などが生じる。不整脈、心筋虚血、うっ血性心不全などの合併症の原因になる
消化器	交感神経優位となり、腸蠕動の低下、消化液分泌の減少など消化管全体の活動が低下する。離床の遅延は消化管の活動低下を助長する
免疫系	副腎皮質ホルモン、内因性オピオイドが免疫を抑制する
内分泌系	ADH、ACTH、カテコールアミン、副腎皮質ホルモン、インスリンホルモンが分泌され、体重減少、発熱、呼吸数・心拍数の増加、体液過剰、ショック状態を来す
骨格筋	筋攣縮・痙攣、筋拘縮が生じ、運動制限、運動耐容能低下、筋力低下が起こる
泌尿器系	ADH、アルドステロンなどの異常放出により尿量減少、電解質異常、酸塩基平衡異常が起こる
睡眠・休息	手術により通常のレム・ノンレム睡眠のパターンが乱され眠りが浅くなるが、さらに睡眠状態を阻害する。睡眠障害がせん妄の原因になる
心理への影響	疼痛により不安や緊張状態が引き起こされ、精神的ストレスが増大する

（文献 5 を参考に作成）

1 疼痛評価スケール

　患者の特徴を考えて、適切な疼痛評価スケールを使用します（**表 3-2-10**）。疼痛評価スケールには客観的に痛みの程度を数値化することができ、可視化できるという利点はありますが、患者によっては疼痛評価スケールを用いることで痛みを意識せざるを得なくなり、評価することに煩わしさを感じる場合もあります。対象に応じて使用するスケールの種類を選定し、評価のタイミングなどを判断することが必要です。

2 患者の主観的な情報

　疼痛は患者にとって主観的な体験であり、疼痛評価スケールのみでは表現や評価が難しいことが特徴的です。患者の主観的な情報も含め、幅広い視点から患者の疼痛について情報収集を行いましょう。①疼痛の部位、②疼痛の性質、③疼痛の始まりと持続時間、④痛みに影響するものは何かについて検討します。

3 看護師による観察

　評価尺度などの情報と併せて、患者の訴えに加え、表情やベッド上での体位や行動、睡眠状態など、客観的な情報によるアセスメントも重要です。疼痛は個人差もありますが、中には「痛がりだと思われたくない」という羞恥心から、疼痛を我慢する患者もいます。継続的な観察やふとした動作、ときには家族などからも話を聞くなどの配慮によって疼痛を察し、疼痛緩和に努めることが必要になります。

表 3-2-10　さまざまな疼痛評価スケール

① NRS（numeric rating scale：数値的評価スケール）
「10を最大の痛みとした場合、今の痛みはどのあたりですか？」

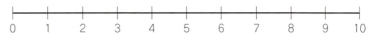

0を「痛みなし」、10を「最大の痛み」として、現在の痛みを数字で表す方法
患者に図で指し示してもらうだけでなく、口頭で表現できる特徴を持つ

② フェイススケール
「現在の痛みに一番近い顔はどれですか？」

子どもや高齢の患者にも分かりやすく、簡便に痛みを表すことができる
ただし、痛みがあっても表情に表さない場合や、そのときの精神状態が反映される可能性もある

③ VAS（visual analogue scale：視覚的アナログスケール）
「右端を最大の痛みとした場合、今の痛みはどのあたりですか？　印をつけてください」

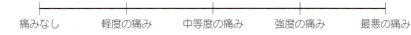

痛みなし　　　　　　　　　　　　　　　　　　　　　　想像できる
　　　　　　　　　　　　　　　　　　　　　　　　　　最高の痛み

100mmの直線を使用し、左端を「痛みなし」、右端を「最大の痛み」としたときに、現在の痛みがどのあたりにあるのか患者に印をつけてもらい、左端からの長さを測定して痛みの強さを評価する方法

④ VRS（verbal rating scale：カテゴリースケール）
「今の痛みはどの程度ですか？　この言葉のどれかで表してください」

痛みなし　軽度の痛み　中等度の痛み　強度の痛み　最悪の痛み

痛みの程度を言葉で評価する方法で、選択肢が「痛みなし」「軽度の痛み」「中等度の痛み」「強度の痛み」「耐えられない痛み」と少ないため簡易的だが、細かく評価できない場合もある

（文献7を一部改変）

7　術後の疼痛に対するケア

術後に生じた疼痛に対して使用する薬剤の効果や注意点、副作用について知っておきましょう。薬剤以外のケアについても併せて理解しましょう。

❶ 薬理学的介入

開胸手術、開腹手術、胸腔鏡手術、腹腔鏡手術、ロボット支援下手術などさまざまな術式があり、手術する臓器や部位によって痛みの程度や性質、影響する因子も異なります。それぞれの手術の特徴を鑑みて、適切な薬剤（**表 3-2-11**）や方法（**表 3-2-12**）を選択し、また副作用などを加味して疼痛のコントロールを行うことが重要です。

❷ 非薬理学的介入

疼痛の感じ方は人それぞれですが、痛みという刺激が「ある値」以上に強くなければ、

表 3-2-11　術後に使用される薬剤の一例

一般名	商品名
麻薬性オピオイド	• フェンタニル® • モルヒネ塩酸塩®
非麻薬性オピオイド	• トラマール® • ペンタジン®
麻薬拮抗薬	• ナロキソン塩酸塩
非ステロイド性消炎鎮痛薬（NSAIDs）	• ロピオン® • ロキソニン® • ボルタレン® • セレコックス®
アセトアミノフェン	• カロナール® • アセリオ® • ピリナジン®

表 3-2-12　術後の疼痛コントロール方法

硬膜外鎮痛法	硬膜外麻酔時に硬膜外カテーテルを利用して術後の鎮痛薬や局所麻酔薬を持続的に注入する
患者管理鎮痛法（PCA）	患者自身が痛みを感じたときにボタンを押すことにより即時的に鎮痛薬を投与する 硬膜外、皮下、静脈内で可能 1回ボタンを押した後は一定の時間が経過しないと実行されない仕組み（ロックアウトインターバル）になっており、患者への十分な説明と観察とが必要

（文献 8 より一部抜粋）

その反応は起こりません。この「ある値」は人それぞれであり、「痛みの閾値」と呼ばれています。痛みの閾値が低い人にとっては小さな刺激でも痛みを感じやすく、逆に痛みの閾値が高ければ多少の痛み刺激でも感じにくくなります。薬理学的介入も大切ですが、看護師のほんの少しの工夫で、患者を苦しめる疼痛を和らげることができるのです。以下は周手術期においても必要なケアです。

（1）安楽な体位を工夫する

　みなさんは眠るとき、横を向きますか？　仰向けですか？　うつぶせですか？　おそらく、人によって異なるでしょう。患者さんにとっても、個人的な好みがあるだけでなく、病態や治療の影響により、安楽だと感じられる体位はさまざまです。

（2）ドレーン類の固定の工夫

　ドレーンの固定は重要なポイントです。不適切な固定はドレナージに影響し、痛みを増強させる要因ともなります。固定が不安定だと抜けてしまったり、深く入り過ぎてしまったりします。体位変換で側臥位になった際にチューブが下になってしまうと邪魔ですし、ドレーンの効率もよくありません。

（3）呼吸法

　深呼吸を行うと副交感神経が優位になり、その結果、不安を緩和させ、筋肉の緊張をほぐすことにつながります。呼吸器合併症の予防にもなります。

（4）マッサージ、罨法

　手術部位を避けてマッサージや罨法を行うと血液循環が促進され、浮腫が軽減して周辺の組織や神経への圧迫が減ることにつながり、筋肉の緊張による痛みが軽減されます。

❸ 患者の持つ力を使う

　周手術期における疼痛のコントロールは医療者主体で行われることのように見えるかも

しれません。しかし、患者は疼痛と対峙する中で自らの力でコントロールする術を身につけていきます。医療者は患者の持つ力を最大限に活かせるように関わることが必要です。

✳ 引用・参考文献

1) 日本ペインクリニック学会用語委員会. 国際疼痛学会痛み用語 2011 年版リスト. 日本疼痛クリニック学会用語委員会翻訳. 2012.
https://www.jspc.gr.jp/Contents/public/pdf/yogo_itami2011.pdf
2) NANDA-Ⅰ 看護診断 定義と分類 2015-2017. 原書第 10 版. T.ヘザー・ハードマン, 上鶴重美編. 東京, 医学書院, 2015, 472-3.
3) 前掲書 2. 474-5.
4) 周術期の臨床判断を磨く：手術侵襲と生体反応から導く看護. 鎌倉やよいほか. 東京, 医学書院, 2014, 95-6.
5) 芹田晃道. "痛みはなぜ我慢させてはいけないの？". ナビトレ 新人ナースもも子と学ぶ急性期看護のアセスメント：「あと一歩」の実践力が身に付く！. 小澤知子編. 大阪, メディカ出版, 2011, 123. (Smart nurse Books 05)
6) 小山なつ. 痛みと鎮痛の基礎知識. 増補改訂新版. 東京, 技術評論社, 2016, 432p.
7) 前掲書 5. 125.
8) 前掲書 4. 113-8.

（山本 悦子・小澤 知子）

Part 3 手術療法におけるアセスメント

2 術後回復促進のアセスメント
事例⑭ 早期離床を進めて、嘔気とめまいが出現したら？

このケースで "鍛える力"

早期離床を促進する意味を理解し適切な方法とタイミングを判断する力

事例紹介

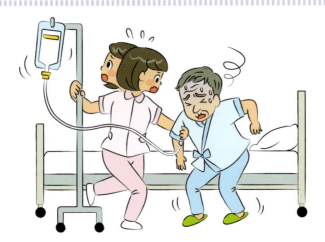

Nさん、83歳、男性。右腎臓がんと診断され、全身麻酔下で右腎摘出術（6時間）を受けました。術後1日目、クリニカルパス上に「疼痛が落ち着いていれば尿道のカテーテルを抜去し歩行開始」と指示されており、疼痛やバイタルサインも落ち着いているため、離床を開始することにしました。Nさんに離床を勧めると「痛いし、お腹の傷が開くといけないから動きたくない」と言います。1時間後に再度促すと、「仕方ないなー、起きてみるか」と言いながら、しぶしぶベッドサイドに立ったところで嘔気、冷汗、めまいが出現しました。

 バイタルサイン

血圧 110/70mmHg　脈拍 68回／分
ドレーンの排液は血性　痛みは鎮痛薬でコントロールできている

考えてみよう！
- 術後早期離床の目的と効果と根拠が説明できますか？
- 術後早期離床におけるリスクは何ですか？
- 早期離床の方法が説明できますか？

事例のアセスメント例

　術後早期離床には呼吸や循環を促し、無気肺、麻痺性イレウス、深部静脈血栓症などの術後合併症を予防するとともに、血流改善による創傷治癒の促進や、感染防止などの効果があります。現在、周手術期における術後早期離床ケアは標準的な術後管理方法として実施されています。しかし、患者の症状によっては中断せざるを得ない状況が起こることもあります。離床が順調に進まない場合はいったん中断しますが、引き続き離床を促進するため、患者を観察して判断を繰り返しながら実施につなげていきます。

　Nさんは立位になったところで嘔気、冷汗、めまいなどの起立性低血圧の症状が出現しました。術後の早期離床では、その患者のリスクを十分に理解し、リスクを回避しながら行えるかどうかを考える必要があります。早期離床は、その行為そのものが目的ではなく、呼吸循環動態の回復を目指すための手段です。看護計画ではT-Pの一つに挙がります。看護師は患者の援助を行いつつアセスメントし、離床を開始できるのか、あるいは中止したほうがよいかを頭の中でシミュレーションし、判断することになります。対象の表出するサインをキャッチし、指標となる値や状況と統合させていくことが必要です。ここでは術前の情報からリスクの要因を同定して、看護計画を立案してみましょう。

　以上のことから、Nさんには麻酔に伴う血管の拡張、加齢による血圧の調整機能の低下に関連した起立性低血圧のリスクがあると考えられます。

事例の看護計画例

看護問題：麻酔に伴う血管の拡張、加齢による血圧の調整機能の低下に関連した起立性低血圧のリスク
看護目標：起立性低血圧の症状がなく、安全に早期離床ができる
看護計画：
　O-P 血圧、脈拍リズムと数、呼吸数、呼吸苦、SpO_2、嘔気、嘔吐、立ちくらみ、めまい、ドレーン排液の色と量、疼痛、言動

T-P
1. 疼痛緩和を実施する
2. 開始基準を参考に段階的離床を行う
3. 立位および歩行時は必要に応じてウォーカーや歩行器などの補助具を使用する
4. 症状出現時は中止基準を参考に離床を中断する
5. 中断後は症状改善を確認し再開する

E-P 離床の効果を説明し、患者の意欲を引き出す

1 術後早期離床に期待される効果

　早期離床とは、手術やさまざまな疾患により臥床状態にある患者の状態に応じて、早期にベッド上の体動、ヘッドアップ、座位から立位、歩行を促し、回復力を促す行動です。術後48時間以内に行われることが一般的ですが、患者の状態に応じて医師の指示があります。施設ごとに離床の開始および中止基準があります。

　早期離床に期待される効果として、①呼吸器合併症の予防、②循環合併症の予防、③消化管合併症の予防、④排尿障害の予防、⑤骨・筋肉・関節の衰退の防止、⑥術後せん妄の予防などが挙げられます（**表 3-2-13**）。

表 3-2-13　早期離床で期待される効果とその根拠

期待される効果	根　拠
呼吸器合併症の予防	● 起きることで横隔膜が下がり、呼吸面積が広がり、呼吸量が増加することで肺胞でのガス交換が促進される ● 体動により酸素消費量を増加させ呼吸運動を促し、気道内分泌物の排出を促進させる
循環器合併症の予防	● 静脈のうっ滞を防ぎ、深部静脈血栓症や肺血栓症を予防する ● 動くことで心拍出量が増大し、毛細血管の血流促進によって創傷治癒が促進される ● 臥床による皮膚局所の圧迫を防ぎ、褥瘡の発生を防ぐ ● 全身の血液循環を促進し、全身の機能回復を促す
消化管合併症の予防	● 腸蠕動音を促して排ガスを誘発させ、腸閉塞（イレウス）を防ぐ ● 消化管運動の促進によって胃管などが早期に抜ける
排尿障害の予防	● 腹圧がかかり、自然排尿が促進される
骨・筋肉・関節の衰退の防止	● 動くことで腰背部痛が改善される ● 体重負荷、関節運動により筋肉低下、腱の萎縮、関節拘縮を防ぐ ● 骨からのカルシウムの脱出を防ぐ
術後せん妄などの予防	● 刺激の増大により意欲が高まる ● 活動と休息（睡眠）のバランスがとれ、生活リズムが整う ● 術後回復を実感する

2 早期離床に伴うリスク

早期離床は術後合併症の予防に効果が期待される一方、術直後は侵襲による循環血液量低下や心機能低下、麻酔に伴う血管の拡張、加齢による血圧の調整機能の低下などの影響から、離床の行為そのものが身体的・心理的リスクを引き起こす可能性もあります。早期離床のリスクには起立性低血圧や肺血栓塞栓症などがあり、心理的には回復への自信喪失があります。また、安全面のリスクとして、転倒、ドレーン・チューブの抜去が挙げられます。

1 起立性低血圧

交感神経は血圧の調節に重要な働きを担っており、その働きが低下すると静脈還流と心拍出量とが減少します。そのため、立ち上がったときに血液が下半身にとどまってしまい、脳への十分な血液が減少するために一時的に血圧が低下します。起立性低血圧では、起立時に血圧調節反射が正常に働かず、立ちくらみや失神を起こすことがあります。

2 肺塞栓症

深部静脈血栓症になると血管内に血栓ができます。この血栓が剥がれて（遊離）静脈の血液の流れに乗り、肺へ移動します。これが肺動脈で詰まり、血液の流れをふさいでしまうのが肺塞栓症です。突然の呼吸困難・胸背部痛・頻脈・SpO_2 低下・失神・意識レベルの低下・ショックなどが見られ、重症な場合は生命の危機に陥ることがあります。肺塞栓症が発症しやすいタイミングとして、安静状態から身体を動かしたときに血栓の遊離が起きるといわれています。術後に身体を動かし始めるときには十分な注意が必要です。

3 回復への自信喪失

一般に手術後 2 ～ 4 日間は、筋タンパク質の激しい分解（異化）が起こっているため、疲労感・脱力感がある時期です。疼痛やドレーン・チューブ類によって体動が制限されているため、早期離床の必要性は理解していても動きたくないという気持ちになりやすいです。動き出したとしても、起立性低血圧や疼痛の出現は離床への意欲を妨げる経験になることがあります。さらには回復後、元の生活に戻ることへの自信喪失につながる可能性があります。患者が離床という経験をどのように意味づけているのかを確認しながら支援する必要があります。そのためにも、術前から状況がイメージできるような説明を行い、実施時の疼痛緩和など、安心して成功体験を積めるようなケアが必要です。

4 ドレーン・チューブのズレや抜去

身体を動かすとドレーンやチューブが引っ張られる可能性があります。体内にあるドレーンやチューブの先端がずれると、十分な排液がなされなくなります。大きく身体を動かす前と後にはしっかり固定されているか、抜けがないかの確認をする必要があります。

あわせて、離床前後は排液の量と色を確認することも異常の早期発見につながります。

また、少しずつ自力で動けるようになったときに、ドレーン・チューブをどのように扱うのか、異常を感じたときにはコールしてもらうよう伝えておく必要があります。

❺ 転　倒

術後の離床時は、ドレーン・チューブなどによる体動制限や、思うように身体を動かせないこと、循環動態の変動に伴う起立性低血圧の出現などにより転倒しやすくなります。転倒により骨折や外傷などの二次的リスクが生じる可能性があるため、十分な安全性を確保する必要があります。日常生活動作に合わせたベッド周囲の環境整備、履物の選択などにも配慮が必要になります。また、病院ではキャスター付きの備品や点滴台などの医療用具が使用されており、体動時に体重をかけたときに思わず転倒することもあるので、気を付けるように指導する必要があります。

❻ 異常の出現

起立性低血圧や胸背部痛、呼吸困難の症状が出現したら直ちに臥床安静を促し、バイタルサインを測定し応援を呼びます。ドレーンやチューブの抜けを発見したときは離床を中止し、医師へ報告します。離床の開始および中止は施設の基準に沿って行います。

筆者の行った離床中止の判断に関する研究[1]では、ベテラン看護師はフィジカルデータの変動をその患者の経過の中でとらえていることと合わせて、患者の訴えや表情などの現象に着目していることがわかりました（**表 3-2-14**）。このように、基準はあくまでも目安であり、必ず患者の日々のバイタルや全身状態の変化に目を配ることが重要です。

表 3-2-14　ベテラン看護師の離床中止の判断（例）

- 異常な呼吸パターンがある
- 呼吸数が 30 から 40 回／分以上または 6 回／分以下
- SpO$_2$ が 90％以下
- 呼吸困難・呼吸苦・喘鳴・チアノーゼがある
- 脈拍が 30 回／分以下または 140 回／分以上
- 心拍数が 40 回／分以下
- 不整脈が出現した
- ドレーンからの排液（血清、漿液性、膿性など）が 100mL ／時以上
- 動悸や胸部痛がある
- 立位が保持できないほどの立ちくらみ・めまいがある
- 嘔気・嘔吐を繰り返す
- 顔面蒼白・顔色不良や気分不快がある
- 冷汗がある
- いつもと比較して意識レベルが低下している
- 四肢のしびれ・脱力・筋力低下・知覚鈍麻・感覚異常や違和感が出現した
- 鎮痛薬を使用しても効果がないくらいの疼痛がある
- 痛みの強い表情がある
- 「きつい」「これ以上無理」「やめてくれ」の発言がある

（文献 1 より引用）

3 早期離床の方法

術後初回離床については、術前から目的と方法について十分な説明を行い、患者自身が離床に向けて主体的に取り組めるように準備しておく必要があります。**施設の開始基準と中止基準**を参考にしながら、患者の状態に合った計画のもとに実施と評価とを行い、**段階的に進めます**。段階的離床を行うことで、循環動態を整えることができます。実際に開始するときには、**十分な鎮痛**を行ってから実施します。下肢に力が入らない場合は、歩行器を使って歩行するなどの工夫もあります。

① ベッド上での運動

麻酔覚醒時より深部静脈血栓症の予防のため足関節の屈曲・伸展運動を開始します。

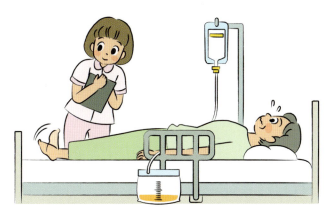

② 頭部挙上

ドレーンやチューブを引っ張っていないか注意しながら、ベッドアップ30°位から開始し、バイタルサインの変動がなければ90°まで挙上します。

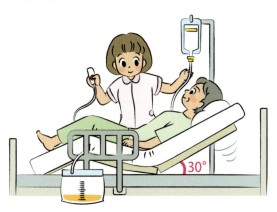

③ 端座位

　90°頭部挙上でバイタルサインの変動がなければ、ドレーンやチューブを引っ張っていないか注意しながら、ベッド横から下肢を垂らし端座位をとります。

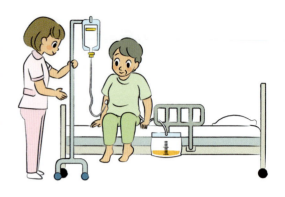

④ 立位・足踏み

　ゆっくり立位になり、下肢に十分な力があること、自覚症状を確認しながらその場で足踏みを促します。

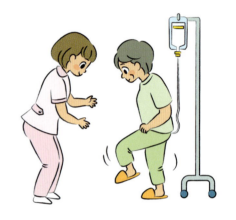

⑤ 歩　行

　ドレーンやチューブを可動式点滴台などに移動します。また、キャスター付き点滴台に体重をかけると転倒する可能性があるため十分に気を配りながら歩行を援助します。初回歩行時は必ず看護師が付き添い、めまいや立ちくらみ、意識レベルの低下、バイタルサインの変動などがないか確認します。患者の状況に応じて、心電図モニターやSpO_2などの測定を実施しながら行います。場合によっては歩行器やウォーカーなどの歩行補助具を使用します。

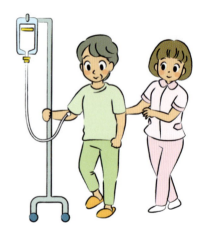

✲ 引用・参考文献

1) 小澤知子ほか. 開腹術後の早期離床援助における看護師の離床中止の判断. 東京医療保健大学紀要. 12 (1), 2017, 9-17.
2) 曷川元. 実践！早期離床完全マニュアル：新しい呼吸ケアの考え方. 東京, 日本離床研究会, 2007, 219p.（Early Ambulation Mook 1）
3) 宇都宮明美. 早期離床ガイドブック：安心・安全・効果的なケアをめざして. 東京, 医学書院, 2013, 178p.
4) 芝裕子ほか. 開腹術後患者における早期離床を促進する看護師の判断のプロセス. 日本看護研究学会雑誌. 37 (4), 2014, 11-22.
5) 飯塚麻紀ほか. 周手術期患者に対する病棟看護師の臨床判断. 福島県立医科大学看護学部紀要. 13, 2011, 1-10.
6) 小澤知子. 術後の早期離床援助における看護師を対象とした研究の動向と課題. 東京医療保健大学紀要. 7 (1), 2012, 11-7.

（小澤 知子）

Part 3 手術療法におけるアセスメント

2 術後回復促進のアセスメント
事例⑮ 術後のドレーン排液の色から何が読み取れる？

このケースで "鍛える力"
ドレーン挿入中の異常を発見し、対応する力

事例紹介

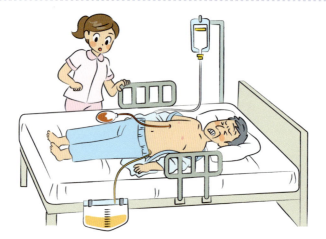

Oさん、67歳、男性。胃がんと診断され、胃全摘術を受けました。ウインスロー孔にドレーンを挿入中です。術後1日目に看護師が訪問したところ、両目をつむり、全く動こうとしません。ドレーンから暗赤色の排液330mL/3時間が見られます。上腹部痛があり、腹壁は柔らかいです。ちょっとした体動で苦痛様顔貌となり、疼痛の程度を確認するとNRS 7、動くと増強するとのことです。硬膜外カテーテルからフェンタニル2mL/時を投与しました。

バイタルサイン

血圧 138/78mmHg　脈拍 102回／分　呼吸 22回／分　体温 37.4℃　SpO_2 98%
呼吸音良好、左右差なし、副雑音なし、腸蠕動音微弱、排ガスあり
既往歴は特にありません。

考えてみよう！
- 患者に何が起こっていると考えられますか？
- どのように対応したらよいでしょうか？

事例のアセスメント例

　Oさんは胃の手術後にドレーンから暗赤色の排液が見られ、強い上腹部痛があることから、膵液漏を起こしている可能性が高いと考えられます。硬膜外カテーテルからフェンタニルが2mL/時で投与されていますが、痛みが強く、ちょっとした体動で痛みが増強しています。痛みが強いためか血圧も高く、脈拍数、呼吸数もやや多いようです。

　膵液漏には術後出血や腹腔内膿瘍のリスクが伴います。現在のバイタルサインからは、ショック症状や発熱はなく、痛みも上腹部のみで腹壁も柔らかいため、腹膜炎はまだ起こっていないと考えられますが、すぐに医師へ報告する必要があります。

　その後、医師が診察し、ドレーン排液を検査に出してアミラーゼ値（AMY）を測定しました。その結果、膵液漏と診断され、治療を開始しました。痛みに対してはフェンタニルを2mL/時から4mL/時に増量しました。

　以上のことから、Oさんには胃切除術に伴う膵臓の損傷に関連した膵液漏があると考えられます。

事例の看護計画例

看護問題：胃切除術に伴う膵臓の損傷に関連した膵液漏
看護目標：膵液漏による合併症（出血、腹腔内膿瘍）がなく、疼痛がコントロールできる
看護計画：
- **O-P**
  1. バイタルサイン（血圧、脈拍、体温、呼吸数、SpO$_2$）
  2. ドレーンからの排液（量、色、性状）
  3. ドレーン刺入部周囲の発赤、びらん
  4. 腹痛（部位、程度）、腹部膨満、全身倦怠感
  5. 疼痛に対する薬剤（硬膜外カテーテル、指示薬）
  6. 検査データ（Hb、Ht、RBC、WBC、CRP、AMY、ドレーンAMY）

T-P 1. ドレーン管理
2. 疼痛のコントロール
3. 発熱時はクーリングを行う
4. 可能な範囲での早期離床、無理であればベッド上にて下肢の運動

E-P 1. 腹痛が増強する場合には、ナースコールするよう指導する
2. 疼痛軽減時に離床、もしくはベッド上での下肢の運動を指導する

1 膵液漏

　膵液漏は膵臓から膵液が腹腔内に漏れ出ることによって起こります。胃がんに対する胃切除術では膵臓上縁のリンパ節を郭清しますが、その際に膵臓を損傷すると膵液漏が起こります。膵臓の損傷は、電気メスなどのデバイスの熱による傷や、膵臓上縁のリンパ節郭清の際に視野を確保するために過度に膵臓を押さえてしまうことが原因となります。

　術後1日目〜5日目に起こり、症状として激しい腹痛（上腹部）があります。ドレーンからの排液の色が赤ワインのような色（暗赤色）になった場合は膵液漏が疑われます。滲出液が膵液によって破壊され、溶血（赤血球が破壊され細胞外に流出）することで暗赤色になります。排液はやや粘稠性で、酸っぱい臭いがします。

　ドレーン排液を検査に出してアミラーゼ値を測定し、その値が血液アミラーゼ値の3倍を超える場合、膵液漏と診断されます。膵液漏が発生すると、腹腔内膿瘍と出血とが生じます。膵液を体外にドレナージすることが重要となります。

2 膵液漏の合併症

1 腹腔内膿瘍

　膵液漏が発生すると膵液が周囲の脂肪を溶かし、ドロドロとした液体が膵上縁のスペースに貯留します。膵液のドレナージが滞ると感染が起こり、腹腔内膿瘍が生じます。排液が白濁した場合には感染を疑い、腹腔内膿瘍を考えます。白色の排液は暗赤色の排液よりもさらに粘稠度が高いため、ドレナージ不良が起こりやすくなります。症状として腹痛や発熱を認めます。

2 術後出血

　膵液中のタンパク分解酵素が働いて周囲の動脈を溶かし、動脈瘤を形成します。急激で

非常に強い腹痛は、動脈瘤の切迫破裂の可能性があります。ドレーン排液が突然血性になった場合は出血が起こったと考え、緊急手術になる可能性を頭に置きながら直ちに医師に報告します。

3　膵液漏の治療と看護

　膵周囲の炎症は容易に治まらないことが多く、治療まで2カ月ほどを要することもあります。治療方法はドレナージと洗浄、抗菌薬の投与です。程度に応じて持続洗浄を行うことがあります。2～3日たって色調やアミラーゼ値が正常化し、血液学的に炎症所見も落ち着いてくれば、膿瘍形成にまでは至っていないと考え、ドレーンを抜去します。

　膵液漏が起こると、ドレーン挿入部周囲の皮膚に発赤やびらんが生じるため、清拭、皮膚保護剤の貼付、タンパク分解酵素阻害薬の入った軟膏の塗布を行います。膵液漏は激しい疼痛を伴うことから、疼痛コントロールが必要となります。

　膵液漏の発症に伴う疼痛や倦怠感により、離床が遅れる可能性があります。離床が遅れることによる合併症（無気肺、DVT、イレウスなど）を予防するため、疼痛をコントロールした段階での離床を検討し、無理な場合にはベッド上で下肢の運動を行うなどのケアを行います。

4　ドレーンの基礎知識

1　ドレーン挿入の目的
　ドレーン挿入の目的には、①治療的ドレナージ、②予防的ドレナージ、③情報的ドレナージの3つがあります（**表3-2-15**）。

2　ドレーンチューブの種類
　ドレーンチューブにはさまざまな種類がありますが、大きく4つのタイプに分けられます（**表3-2-16**）。

3　ドレナージの方法
　ドレナージの方法には、開放式と閉鎖式があります（**表3-2-17**）。

表3-2-15　ドレナージの目的

治療的ドレナージ	● 体内に貯留した体液（血液、消化液、尿、膿、滲出液）を排出することで治療効果を得る ● 気胸、胸水、膿胸に対する胸腔ドレーン、イレウスに対するイレウス管など
予防的ドレナージ	● 術後管理として予防的に挿入する
情報的ドレナージ	● 異常の早期発見を目的として挿入する

175

表 3-2-16　ドレーンチューブの種類と特徴

タイプ	メリット	デメリット
フィルム型（開放式として使用） ペンローズ型	• 挿入部の違和感が少ない • 屈曲しても一定のドレナージ効果がある • 柔軟で組織を傷つけることが少ない • 漿液性滲出液のドレナージに優れている	• ドレーンの位置が不確実である • 内腔がつぶれやすく、洗浄は困難である • 粘稠性が強い排液はドレナージしにくい • ドレーンの入れ替えが困難である
チューブ型（閉鎖式として使用） デュープル型　　プリーツ型	• 内腔の洗浄ができる • ドレーンの入れ替えが比較的容易である • 粘稠な排液もドレナージできる • 単孔型は屈曲すると内腔が閉塞する	• 周囲組織を吸い込み、粘膜の損傷を来す恐れがある
サンプ型（閉鎖式として使用） ダブルルーメン型　トリプルルーメン型	• 内腔の洗浄ができる • 内腔が閉塞しにくい • ドレーン周囲の死腔が生じにくい • 粘稠な排液もドレナージできる	• 空気が逆流して、逆行性感染を生じる恐れがある

（文献 1 を参考に作成）

表 3-2-17　開放式ドレーンと閉鎖式ドレーン

	特　徴	メリット	デメリット
開放式ドレーン カットガーゼ　ドレーン	• ドレーン端を切り離したまま、滅菌ガーゼで被覆してドレナージする方法 • 身体の外にドレーンが2〜3cmほど出ている状態で、上からガーゼなどで保護する • ペンローズ型ドレーンの上にパウチを貼り、半閉鎖的に管理する場合もある	• ドレーンによる附属物がないため動きやすい • 排液の性状を直接観察しやすい • ドレナージの効率が良い	• 開放式であるため、逆行感染が起こりやすい • ドレーンが体内に入り込んでしまう可能性がある（→固定状況の確認が必要） • 刺入部周辺部位に皮膚トラブルを起こしやすい（→皮膚トラブル予防や観察が必要） • ドレッシング剤の管理が頻回
閉鎖式ドレーン	• チューブと排液バッグが接続されているため、閉鎖空間が保てる	• 逆行感染のリスクが低い • 排液バッグにたまるため、排液量や性状を観察しやすい • ドレッシング剤の管理が容易 • 刺入部周辺部位の皮膚トラブルのリスクが低い	• ドレーン管理が難しい。屈曲しやすく、排液量が少量の場合にドレーンが閉塞しているのか、実際に量が減っているのかの判断が難しい（→屈曲しないような環境整備や確認、ドレーン閉塞の可能性を予測した管理も必要） • 計画外抜去の可能性がある。引っ張られたり、引っ掛けたりしやすい（→患者本人への説明や注意喚起が必要）

（文献 1 を参考に作成）

表 3-2-18　能動的ドレナージ

低圧持続吸引	• 胸腔ドレナージで行われる • 胸腔内圧の陰圧を保つことを助け、血液や胸水などを排出する • − 10 ～ 20cmH$_2$O の陰圧を持続的にかける
間欠的持続吸引	• 胸腔ドレナージで行われる • 持続吸引を行うとドレーン先端部の孔が粘膜に密着し、必要なドレナージが行えないことがある。そのような場合に吸引器の設定により間欠的な持続吸引を行う
ポータブル持続吸引	• 排液バッグ内に陰圧をかけることで排出を促す。バッグ内の空気を圧縮し、それが元に戻るときに発生する陰圧で吸引を行う • バッグを圧縮する方法にはさまざまなタイプがある

（1）開放式ドレナージ

　創部にドレーンを留置し、ドレーンの端は開放したままガーゼなどで覆い、毛細管現象（液体が表面張力により細い管の内側を上昇していく現象）を利用してドレナージを行う方法です。術後の創部や縫合術を行った創皮下の出血や滲出液を排出する目的で留置されます。排液量が少量な場合は閉鎖式ドレナージを施行し、滲出液が減少してきたら開放式に切り替えます。排液量はガーゼの重量を計測して把握します。

（2）閉鎖式ドレナージ

　ドレーン挿入部の気密性を保ち、ドレーンを排液バックや吸引器に接続することで、ドレーン内腔を外界から隔離した状態でドレナージを行う方法です。排液は排液バッグにためられます。閉鎖式ドレナージには、排液の排出を促す方法として受動的ドレナージと能動的ドレナージとがあります。

　受動的ドレナージとは、サイフォンの原理（高低差のある液面に液体を満たした管の両端を入れると、高いほうの液面から低いほうの液面へ液体が移動する）を利用して排液を促す方法です。チューブの両端の高さを変えることで生じる圧力差を利用して排出する方法で、ドレーンに接続したバッグは留置位置よりも低く設置する必要があります。能動的ドレナージとは吸引圧をかけることで排液を排出する方法で、低圧持続吸引、間欠的持続吸引、ポータブル持続吸引などがあります（**表 3-2-18**）。

5 ドレーン管理のポイント

1 排液の観察

　術式によりドレーンの留置部位は異なります（**図 3-2-5**）。部位ごとに排液の内容、量、性状は異なり、排液の色から正常・異常を判断することができます（**表 3-2-19**）。一般に、ドレーン挿入直後の排液は血性で、次第に淡血性、淡々血性、漿液性へと変化します。排液が多量に排出された場合は体液量が減少するため、バイタルサインを確認しま

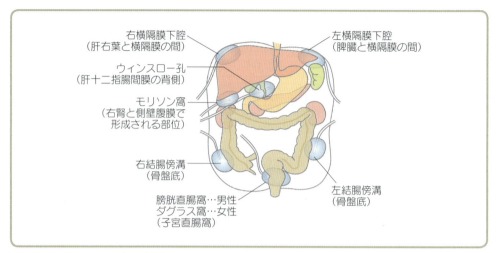

図 3-2-5　ドレーン留置部位

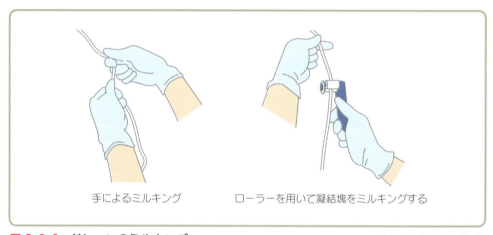

図 3-2-6　ドレーンのミルキング　　　　　　　　　　　　　　（文献2を参考に作成）

す。鮮血色の排液が100mL/時以上排出された場合は出血を疑い、血圧の低下や頻脈など、出血性ショックの徴候がないかを観察します。反対に、排液の量が少ない場合はドレーンの閉塞を疑います。ドレーンの閉塞は血性排液、凝血塊、フィブリンがあるときに起こりやすくなります。そのため、定期的にミルキングを行います（図3-2-6）。ドレーンの屈曲や圧迫などによってもドレーンの閉塞は起こるので注意しましょう。術式とドレーンの留置部位、排液の色、合併症の詳細については、成書を参考にしてください。

2 感染予防

　開放式ドレーンの場合は、刺入部の周囲に割ガーゼやガーゼを当てて保護します。ガーゼを交換するときに創部の消毒を行います。閉鎖式の場合の排液バッグは常に患者よりも低い位置に設置して、逆行性感染を予防します。

表 3-2-19　排液の変化と予測される病態、看護師の対応

排液観察項目	排液の変化	予測されること	看護師の対応
排液の色	鮮血色	活動性出血	意識レベルの確認、バイタル測定、医師に報告
	黄色透明の排液に白濁	乳びの可能性	排液を採取し、医師に報告 排液量も確認する
	黄白色ヨーグルト状	膵液漏の可能性	バイタル測定、自覚症状の確認、医師に報告
	赤ワイン色	膵液漏の可能性	
	鮮やかな緑色	感染（緑膿菌）の可能性	バイタル測定、感染徴候と刺入部の状態を観察、医師に報告
	黄色～緑色の混濁した色	消化液の漏出	バイタル測定、発熱・腹痛確認、医師に報告
	茶色～黄土色の混濁した色	縫合不全	
	黄白色～緑白色の混濁した色	感染	
	茶白色から黄土白色の混濁した色		
	黄金色	胆汁漏	バイタル測定、医師に報告
	よどんだ緑色～濃い黒	感染胆汁漏	
	乳白色、黄白色、クリーム色、褐色、緑色	腹腔内膿瘍	バイタル測定、発熱・腹痛確認、医師に報告
排液の量	突然増加	何らかの原因で体液が排出された	バイタル測定、自覚症状の確認、ドレーンの状態を確認
	突然減少	ドレーンの閉塞、ねじれ、屈曲、体位による変化など	
排液の性状	サラサラした液体	異常なし	経過観察
	粘稠性で混濁している	感染、縫合不全の可能性	バイタル測定、自覚症状の確認、医師に報告
	黄色い粘稠度の高い液体	胆汁漏の可能性	
排液の匂い	排液量が多くアンモニア臭	尿管損傷	
	便汁様の排液	縫合不全の可能性	
ドレーン刺入部の状態	周辺に発赤	感染の可能性	感染徴候の観察、医師に報告
	周辺にびらん	膵液漏の可能性	ドレーンの性状を確認、医師に報告
	周辺に緑色の滲出液	緑膿菌感染の可能性	感染徴候の観察、医師に報告

（文献 3 ～ 5 を参考に作成）

❸ 固定方法と抜去の防止

　ドレーンは、ねじれや屈曲、圧迫がないように固定します。体位変換時には必ず確認を行います。患者にはドレーンが挿入されていることを説明し、動くときに引っ掛かって抜けないように注意するよう説明します。理解が得られない患者の場合には、ドレーンが見えないように工夫し、患者が気にしていたり、触ったりしていないかを観察します。

❹ 苦痛の緩和

　ドレーンの挿入により、患者には痛みや違和感があります。痛みがある場合は、固定状況の変更、体位変換、鎮痛薬の使用などを検討します。また、ドレーンが挿入されていることで拘束感を感じ、日常生活行動が制限されることもあるため、可能な範囲で日常生活行動を拡大していきます。

※ **引用・参考文献**

1) 田中由香利. "ドレーン挿入中の患者さんのアセスメントのポイントは？". ナビトレ 新人ナースもも子と学ぶ急性期看護のアセスメント：「あと一歩」の実践力が身に付く！. 小澤知子編. 大阪, メディカ出版, 2011, 104.（Smart nurse Books 05）
2) 竹末芳生ほか編. 術後ケアとドレーン管理のすべて. 東京, 照林社, 2016.
3) 梛野正人編. アセスメント力アップ＆アップ　8つのドレーン排液性状と術後異常のアセスメント. 消化器外科ナーシング. 22 (1), 2017, 3-46.
4) 土岐祐一郎編. 合併症を食いとめるのはキミだ！危険サインを見逃すな！こちら合併症探偵局. 消化器外科ナーシング. 22 (11), 2017, 3-52.
5) 山上裕機ほか. "ドレーン管理の基礎知識 Q&A 4 排液観察の Q&A 正常と異常の見分けかた". この1冊で手技・排液観察をマスター！ 消化器外科のドレーン管理. 大阪, メディカ出版, 2007, 63.

（原田 竜三）

memo

Part 3 手術療法におけるアセスメント

3 術後のアセスメント
事例⑯ 術後3日目に生じた呼吸苦の原因は？

このケースで"鍛える力"
周手術期の体液管理から把握する術後リスク予防力

事例紹介

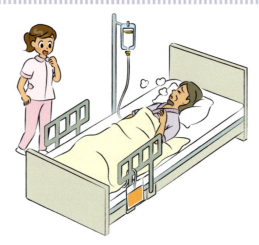

Pさん、69歳、女性。身長148cm、体重40kg。肝臓切除術の術後3日目、検温に訪室したところ「呼吸がちょっと苦しいです」との訴えがあったので、フローシートを確認してみたところ、術後1日目に尿量が得られず、細胞外液500mLが負荷されていました（**表3-3-1**）。手術時間は5時間でした。咳や痰はなく、呼吸音で副雑音は聞かれません。腸蠕動音と排ガスはあり、腹部膨満感や嘔気はありません。

 バイタルサイン

血圧 140/84mmHg　脈拍 92回／分　呼吸 24回／分　体温 36.7℃
SpO₂ 92% (room air)

表 3-3-1 事例のフローシート

		術　前	手術当日	術後1日目	術後2日目	術後3日目
BP（mmHg）		118/60	114/60	110/58	130/80	140/84
P（回／分）		68	70	100	92	92
BT（℃）		36.2	36	37.4	37	36.7
RR（回／分）		16	18	18	20	24
SpO$_2$（%）		100	98	98	97	93
In	輸液（mL）		5,400	3,000（500負荷）	2,500	1,000
Out	出血量（mL）		500			
	ドレーン排液量（mL）			200	150	100
	尿量（mL）		2,000	1,800	1,300	400
	胃管排液量（mL）		10			
水分バランス	（mL）		2,890	1,000	1,050	500
検査データ	Cr（mg/dL）			1.45		2.2
	BUN（mg/dL）			18.1		41.9
	K（mg/dL）			4.8		5
	Na（mg/dL）			137		135
	Cl（mg/dL）			103		115

考えてみよう！

- 呼吸困難の原因は？　術後の経過から考えてみましょう。

事例のアセスメント例

　Pさんのフローシートを見ると、尿は出ているものの、術後3日目まで水分バランスが＋バランスになっています。検査データを見ると、Cr、BUNが上昇し、K、Na、Clなどの電解質も変化していることから、術後に腎機能が低下していることがわかります。

　術後2〜4日目の転換期になると、サードスペースに移動していた細胞外液が血管内に戻り、循環血漿量が増え、尿量が増えてきます。この時期に尿量が増えないと、循環血漿量の増加により心臓に負担がかかり、心不全、肺水腫のリスクが高くなります。

　PさんにはSpO$_2$の低下とがありました。脈拍や血圧が上昇していることからも、循環血漿量が増えて心負荷がかかっていると考えられます。そのため、呼吸状態の悪化に対して酸素投与を行い、心負荷を軽減するために輸液量を減らし、利尿薬を使用して尿量を確保する治療が必要です。

　以上のことから、Pさんにはリフィリング、腎機能低下に関連した体液量の過剰が生じていると考えられます。

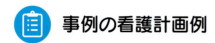
事例の看護計画例

看護問題：リフィリング、腎機能低下に関連した体液量の過剰
看護問題：尿量が増え、呼吸困難が改善する
看護計画：

O-P
1. バイタルサイン（血圧、脈拍、体温、呼吸数、SpO_2）
2. In-take（輸液、輸血、飲水量）
3. Out-put（尿量、性状、比重、出血量、排液量、不感蒸泄量）
4. 水分バランス
5. 呼吸音
6. 血液検査データ（Hb、Ht、RBC、Na、K、Cl、BUN、Cr、CCr）
7. 血液ガスデータ（ph、PaO_2、$PaCO_2$、HCO_3^-、BE）
8. 胸部X線（CTR）

T-P
1. 輸液管理、利尿薬投与（指示薬）
2. 酸素投与
3. ドレーン、チューブ管理
4. 安楽な体位の工夫

E-P
1. 呼吸苦の出現時はナースコールする

1　術後の循環動態

　Pさんの傷害相の循環動態について考えてみましょう。術後の循環動態を観察することはとても重要です。それは、術後の数日間に循環血漿量の減少と増加という変化が起こるためです。

1　傷害相（第1相）

　侵襲による傷害相（第1相）では、血漿がサードスペースへ移行することにより循環血漿量が減少します。そのため生体は抗利尿ホルモンを分泌し、水分とナトリウムの再吸収を促進し、尿量の減少が起こります。1時間あたり0.5〜1mL×体重が1時間あたりの尿量の目安となります。

事例のＰさんは体重40kgですので、1時間あたり20～40mLの尿量が出ていれば得られていると判断することができます。尿量が得られていない場合には、循環血液量が足りていないという判断で、輸液が負荷投与されます。Ｐさんも術後1日目に尿量が得られていなかったため、細胞外液500mLの輸液が負荷投与されています。侵襲による炎症反応が回復してくると、サードスペースから血管内へ細胞外液が戻ってきます。

　Ｐさんのフローシートを見ると、水分バランスは＋になっていますが、サードスペースへの移行量と不感蒸泄は目に見えないデータであり、フローシートには通常、書かれていません。看護師が計算して水分バランスを考える必要があります（→61ページ）。

（1）サードスペース移行量

　Ｐさんの体重は40kg、手術時間は5時間で、肝臓手術は「広範囲の開腹手術」に該当しますから、サードスペースへの移行量は、5～15mL×40kg×5時間＝1,000～3,000mLとなります。

（2）不感蒸泄

　Ｐさんの体重は40kg、手術時間は5時間でしたので、術中の不感蒸泄は2～3mL×40kg×5時間＝400～600mL、術後の不感蒸泄は15mL×40kg＝600mLとなります。体温が1℃上昇すると、600mL×1.15＝690mLとなります。

　サードスペースへの移行量と不感蒸泄を計算に入れると、傷害相の水分バランスはそれほど＋にはなっていないということがわかります。

② 転換相（第2相）

　術後2日目頃から転換相（第2相）になります。この時期は侵襲による炎症反応が回復し、サードスペースから血管内へ細胞外液が戻ってきます。この現象をリフィリングといいます。このとき増えた循環血漿量が尿量として排泄されます。

　Ｐさんの場合、サードスペースへの移行量は1,000～3,000mLでしたので、この量が血管内に戻ってくることになります。そのため、0.5～1mL×体重の尿量以上に増えてきます。この時期に尿量が増えてこない場合、循環血漿量の増加による合併症に注意する必要があります。循環血漿量が増えた分だけ心臓は働かなければならないということで、これを「前負荷がかかる」といいます。前負荷とは循環血液量の増加のことです。それにより、心臓が十分に拍出することができないと、心不全や肺水腫などの合併症が起こります。

　心不全は循環血液量のアンバランスや不整脈により心臓のポンプ機能が低下する状態をいいます。心不全には左心不全と右心不全とがあります。左心不全は左心室から血液を全身に送ることができない状態で、肺うっ血が起こります。肺うっ血は肺の血管内に血液が増加する状態で、肺うっ血が起こると呼吸困難、咳、湿性ラ音などが起こります。右心不全は右心室から血液を肺に送ることができない状態で、末梢の浮腫、肝腫大、腹水、頸静

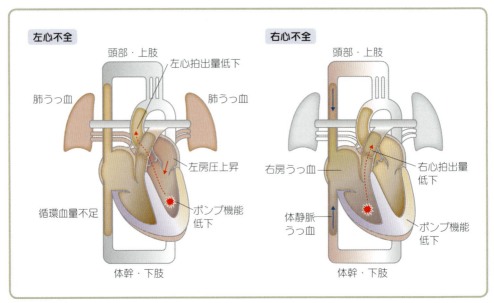

図 3-3-1　左心不全と右心不全

脈怒張などが起こります（図 3-3-1）。肺水腫は肺うっ血がさらに進行した状態で、肺の毛細血管から血液中の水分が血管の外に漏れ出す状態をいいます。

2　術後の心不全を予測するためのアセスメント

術後の心不全を予測するためには、以下の情報を得る必要があります。

- 血圧、脈拍（リズム、欠落、左右差）、不整脈の有無
- 尿量、水分バランス、体重
- 既往歴（心疾患 [虚血性、不整脈など]、高血圧、腎疾患）
- 血液検査データ（BUN、Cr、Ccr[クレアチニンクリアランス]）
- 胸部 X 線検査（心胸郭比 [CTR] 50%以上は心拡大、心肥大）
- 心電図（12 誘導）検査結果（心電図異常、不整脈　ST 変化の有無）
- 心エコー（超音波）検査結果（左室駆出力 [EF] 50%以上は正常）
- 心臓カテーテル検査結果

術前は心・腎機能の把握が重要です。既往歴に心疾患や腎疾患がないか、また検査データを確認します。術後は、術中・術後の輸液量、尿量、水分バランスの確認、血液検査の腎機能データ、胸部 X 線検査 CTR を確認します。

① 心機能

心電図検査で、心電図異常、特に虚血性変化（ST 変化）がないかを見ます。虚血性変

化がある場合や不整脈がある場合は、心機能が低下し、心拍出量が減少する可能性があります。また、胸部X線検査では心胸郭比（CTR）を確認します。50％以上の場合は心肥大（もともと大きい）もしくは心拡大（以前よりも大きくなった）と判断します。術後に循環血漿量が増えてくると心拡大を認めることがありますので、術前と比較します。心機能に異常が疑われたら、心エコー検査が行われることがあります。その際には、左心機能を反映する左室駆出力（EF）を見てください。EFは50％以上が正常で、低ければ左室の収縮力が弱いことを示し、心不全が起こる可能性が高くなります。

② 腎機能

　腎機能を反映する血液検査データとしてBUN、Cr、CCr（クレアチニンクリアランス）があり、CCrが腎機能の指標となります。BUNはタンパク質の代謝産物であり、糸球体濾過量を反映しますが、摂取タンパク量や体タンパクの異化、脱水などにより左右されます。Crは筋肉の代謝過程で生成される代謝産物で、尿中にほとんど排泄され、BUNに比べ腎外性因子による影響を受けることがありません。

　Ccrは血清クレアチニン（Cr）値と尿中クレアニン（Cr）値から糸球体の濾過量を表したもので、糸球体の濾過能力（糸球体濾過率）を反映します。腎機能が低下するとCr値は上昇し、CCrは低下します。したがって、CCrが低値だと乏尿期では腎不全のリスクが高くなり、利尿期では心不全や肺水腫を起こしやすくなります。

③ 　術後の心不全を予防するためのケア

　術後の心不全を予防するためには、輸液管理および水分出納管理が重要です。術後の心不全を予防するため、心疾患や腎疾患の既往のある人と高齢者（加齢により心・腎機能が低下している）に対しては、術中からやや輸液量が少なめに投与されることがあります。したがって、尿量が得られているかを確認していくことが大切です。尿量が得られていない場合、腎不全になってしまうためです。術後2日目頃からは、尿量が増加してきているか、水分バランスがマイナスになっているかを見て、利尿期に入っているかを確認し、呼吸状態の悪化がないかを観察します。

④ 　心不全が起こってしまった場合の対応

　血圧が正常もしくは高値の場合、利尿薬を投与して利尿が得られるかを確認します。呼吸困難があれば酸素を投与し、ファーラー位をとります。ヘッドアップ45°くらいで静脈還流の制限が得られ、呼吸が安楽な体位です。血圧が低い場合は循環血液量が少ないか、心機能が著しく低下している状態のどちらかであり、循環血液量が少ない場合は輸液が、

心機能が低下している場合はカテコールアミンや強心薬などが投与されます。薬剤の投与後は、その薬剤に対する反応を必ず確認しましょう。

✳ 引用・参考文献

1) 鎌倉やよいほか. 周術期の臨床判断を磨く：手術侵襲と生体反応から導く看護. 東京, 医学書院, 2008, 1-30.
2) 小澤知子. ナビトレ 新人ナースもも子と学ぶ急性期看護のアセスメント：「あと一歩」の実践力が身に付く！. 大阪, メディカ出版, 2011. (Smart nurse Books 05)

（原田 竜三）

memo

Part 3 手術療法におけるアセスメント

3 術後のアセスメント
事例⑰ 間欠的空気圧迫装置は外してもよい？

このケースで〝鍛える力〟
周術期の循環管理から把握するリスク予防力

事例紹介

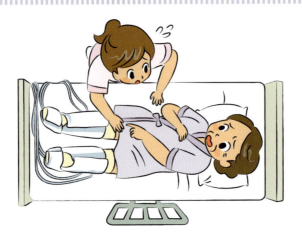

　Qさん、78歳、女性。身長150cm、体重60kg、BMI 26.7。既往歴は高血圧。右大腿骨転子部骨折で入院され、骨接合術を受けました。医療用弾性ストッキングの着用と、間欠的空気圧迫法とを併用しています。術後3日目の今日、看護師が訪室して下肢の観察を行っていると「ときどき器械がきつくなるでしょ。それで足が痛くて。あまり眠れないのよね。この器械外してもらえないかしら？」との訴えがありました。離床は進まず、長時間をベッド上で過ごしています。

 バイタルサイン

血圧 140/82mmHg　脈拍 78回／分　呼吸 16回／分　体温 37℃　SpO₂ 96%（room air）

考えてみよう！

- 手術のリスクレベルと付加的な危険因子からみて、深部静脈血栓のリスクはどの程度ですか？
- Dさんの訴えに対し、どのように対応したらよいでしょうか？

 事例のアセスメント例

　日本血栓止血学会の「肺血栓塞栓症／深部静脈血栓症（静脈血栓塞栓症）予防ガイドライン」[1]に則ると、整形外形の下肢手術を受けたQさんは中リスクに該当します（**表3-3-2**）。また、静脈血栓塞栓症の付加的な危険因子（**表3-3-3**）として高齢、肥満（BMI 25以上）、長期臥床があるので、高リスクとなります。高リスクで推奨される予防ケアは、間欠的空気圧迫法（intermittent pneumatic compression；IPC）あるいは低用量未分画ヘパリン投与です。事例のQさんの場合、ガイドラインに従えば、すぐに外すという判断はできないと考えられます。

　しかし、患者の苦痛やストレスにも着目して対応する必要がありそうです。まずは患者

表3-3-2　診療科別・静脈血栓塞栓症のリスクレベルと推奨される予防方法

リスクレベル	一般外科（胸部外科を含む）手術 泌尿器科手術	産婦人科手術	整形外科手術	脳神経外科手術	推奨される予防法
低リスク	60歳未満の非大手術 40歳未満の大手術*	30分以内の小手術	上肢手術	開頭術以外の脳神経外科手術	早期離床および積極的な運動
中リスク	60歳以上あるいは危険因子がある非大手術 40歳以上あるいは危険因子がある大手術	良性疾患手術（開腹、経腟、腹腔鏡） 悪性疾患で良性疾患に準じる手術 ホルモン療法中の患者に対する手術	脊椎手術 骨盤・下肢手術（股関節全置換術、膝関節全置換術、股関節骨折手術を除く）	脳腫瘍以外の開頭術	弾性ストッキングあるいは間欠的空気圧迫法
高リスク	40歳以上のがんの大手術	骨盤内悪性腫瘍根治術（静脈血栓塞栓症の既往あるいは血栓性素因）の良性疾患手術	股関節全置換術 膝関節全置換術 股関節骨折手術	脳腫瘍の開頭術	間欠的空気圧迫法あるいは低用量未分画ヘパリン
最高リスク	（静脈血栓塞栓症の既往あるいは血栓性素因）のある大手術	（静脈血栓塞栓症の既往あるいは血栓性素因）の悪性腫瘍根治術	「高」リスクの手術を受ける患者に静脈血栓塞栓症の既往、血栓性素因が存在する場合	（静脈血栓塞栓症の既往あるいは血栓性素因）の脳腫瘍の開頭術	（低用量未分画ヘパリンと間欠的空気圧迫法の併用）あるいは（低用量未分画ヘパリンと弾性ストッキングの併用）

*厳密な定義はないが、一般外科（胸部外科）手術における大手術とは、すべての腹部手術あるいはその他の45分以上要する手術を基本とし、麻酔法、出血量、輸血量、手術時間などを参考として総合的に評価する。泌尿器科手術においては、①すべての腹部、骨盤部の手術、②45分以上の腹部以外（陰嚢、陰茎など）の手術（経尿道的手術を含む）を基準として、麻酔法、出血量、輸血量、手術時間などを参考として総合的に評価する

（文献1を元に作成）

表 3-3-3 静脈血栓塞栓症の付加的な危険因子の強度

危険因子の強度	危険因子
弱い	肥満 エストロゲン治療 下肢静脈瘤
中等度	高齢 長期臥床 うっ血性心不全 呼吸不全 悪性疾患 中心静脈カテーテル留置 癌化学療法 重症感染症
強い	静脈血栓塞栓症の既往 血栓性素因* 下肢麻痺 下肢ギプス包帯固定

＊血栓性素因：先天性素因としてアンチトロンビン欠損症、プロテインC欠損症、プロテインS欠損症など。後天性素因として抗リン脂質抗体症候群など
(文献 1 より引用)

の訴えをよく聞き、IPC 装着の必要性を説明し、苦痛やストレスが高まるようであれば IPC の圧を変更するか加圧の間隔を変更する、あるいは IPC を外して弾性ストッキング着用、足関節運動、水分摂取などの対応を検討する必要があります。

　以上のことから、Q さんには術中・術後の静脈血うっ滞に関連した深部静脈血栓のリスクがあると考えられます。

事例の看護計画例

> **看護問題**：術中・術後の静脈血うっ滞に関連した深部静脈血栓症のリスク
> **看護目標**：深部静脈血栓症を起こさない
> **看護計画**：
>
> **O-P** 1. バイタルサイン（血圧、脈拍、体温、呼吸数、SpO₂）
> 2. 下肢の腫脹、緊満感、不快感、鈍痛、表在静脈の怒張、皮膚の色調変化（紫色、赤色）、ホーマンズ徴候、ローエンベルグ徴候
> 3. 肺塞栓症の症状（突然の呼吸困難、胸痛、不安感、失神、咳嗽、チアノーゼ、呼吸促迫、頻脈、胸水貯留 [湿性ラ音の聴取]、発熱、下肢浮腫、SpO₂ の低下）
> 4. 検査データ（全血凝固時間、ACT、APTT、PT、D-dimer、FDP、アンチトロンビン、Hb、Ht、RBC）

T-P 1. 下肢・足関節の自動運動

2. 医療用弾性ストッキングの着用

3. 間欠的空気圧迫装置の装用

4. 皮膚ケア

5. 早期離床

E-P 1. 医療用弾性ストッキング／間欠的空気圧迫装置について説明を行う

2. 下肢・足関節の自動運動について説明を行う

3. 早期離床について説明を行う

4. 水分摂取について説明を行う

1 深部静脈血栓症と肺血栓塞栓症

深部静脈血栓症（deep vein thrombosis；DVT）と肺血栓塞栓症（pulmonary thromboembolism；PTE）とは連続した病態であるという考え方から、これらを合わせて静脈血栓塞栓症（venous thromboembolism；VTE）といい、日本整形外科学会から「症候性静脈血栓塞栓症予防ガイドライン」が出されています[2]。

1 深部静脈血栓症

DVTは下肢の筋肉の収縮運動によって行われている静脈環流が阻害されることで血液のうっ滞が起こり、下肢や骨盤内の深部の静脈に血栓が生じる疾患です。その理由として、主に①静脈血流の停滞、②静脈内皮の傷害、③血液凝固能の亢進があり、これらは3大誘発因子とされ、ウィルヒョウの3徴ともいわれます（**表 3-3-4**）。

前述のとおり、リスクの程度を手術別リスク（**表 3-3-2**）と危険因子の強度（**表 3-3-3**）から検討します。術前には血液検査データとしてD-dimer（血栓形成の指標となる血液検査データ）を確認し、静脈造影検査、超音波検査、MRIなどが行われます。

表 3-3-4 深部静脈血栓症の3大誘発因子

静脈血流の停滞	静脈血流は、筋ポンプの作用により増強されるため、動かないことは血流停滞の原因となる
静脈内皮の傷害	血管内皮の障害は、静脈の牽引や圧迫が生じることで引き起こされるとともに、静脈壁の損傷が直接的な障害となる
血液凝固能の亢進	外傷、熱傷、手術は、凝固能を亢進させ、凝固能亢進状態が凝固因子レベルの上昇を来して血栓形成につながる

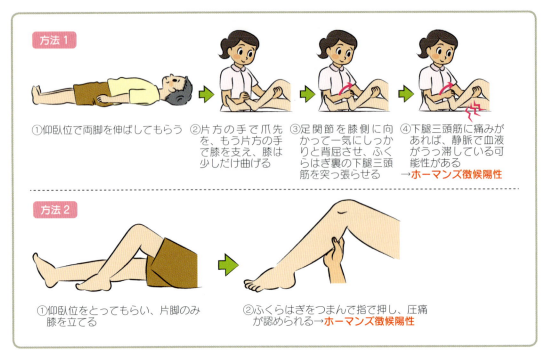

図 3-3-2　ホーマンズ徴候の確認方法

(文献3より引用)

　D-dimer は数値が高いほど DVT の可能性があり、陰性であれば VTE は否定してよいということになっています。ただし、術後は侵襲の影響で上昇することもあり、D-dimer のデータのみでは診断は難しいようです。

　DVT の症状として、下肢の腫脹、緊満感、不快感、鈍痛、表在静脈の怒張、皮膚の色調変化（紫色、赤色）、ホーマンズ徴候（図 3-3-2）、ローエンベルグ徴候（腓腹筋の把握痛で、ふくらはぎに血圧測定用のマンシェットを巻き、100～150mmHg の加圧で疼痛が生じる）などがあります。注意すべきは、これらの症状は静脈が閉塞した状態で現れるものだということです。つまり、こうした症状がなくても、深部に静脈血栓があり、その血栓が遊離して PTE を起こすことがあります。したがって、DVT を起こさないための予防ケアがとても重要になります。

2 肺血栓塞栓症

　肺動脈が塞栓子（血栓、脂肪、空気、異物）により閉塞する病態を肺塞栓症（pulmonary embolism；PE）といい、その塞栓子が血栓である場合を PTE といいます。肺循環の急激な閉塞によって急性肺高血圧から右心不全を発症し、ショックや心停止に至る重篤な合併症です。術後の場合、歩行開始時や排尿・排便時に発症することが多いため、注意深く観察する必要があります。

　症状としては、突然の呼吸困難、胸痛、不安感、失神、咳嗽、チアノーゼ、呼吸促迫、頻脈、胸水貯留（湿性ラ音の聴取）、発熱、下肢浮腫、SpO_2 の低下（通常値よりも5％

低下、90％以下）などがあります。血液検査では、D-dimer 増加、FDP 上昇、アンチトロビン減少などがあり、動脈血ガス分析で低酸素血症、低二酸化炭素血症、呼吸性アルカローシスが認められます。心電図で右軸偏位、V_1〜V_2で陰性Ｔ波、右脚ブロックなどが、胸部Ｘ線検査で心拡大、肺門部肺動脈陰影の拡大、末梢肺血管陰影減弱などが見られます。

2 深部静脈血栓症予防のためのケア

DVT が起こると PTE が起こるリスクがあるため、DVT の予防が重要です。予防のためのケアとして、以下のようなものがあります。

① 下肢の自動運動、マッサージ、下肢挙上

早期離床が行えない安静臥床では、骨格筋のポンプ作用が障害され、静脈環流が停滞するため、早期からベッド上で、下肢の自動運動、マッサージ、下肢挙上を行います。下肢の運動は、下肢骨格筋を収縮させるのに効果的な運動が望ましく、足関節の底背屈運動や背屈運動、膝関節の曲げ伸ばしが適しています（図 3-3-3）。マッサージは、ふくらはぎを足関節から膝関節に向かって痛みを訴えない程度の強さで行います。下肢が低い位置にあると静脈環流が低下し、血栓が形成されるため、下肢を約 20°挙上します。

② 早期離床

早期から離床することで、筋ポンプ機能を発揮させるとともに足底静脈叢にたまった血液を押し上げる働きが期待でき、血液のうっ滞を予防することができます。離床開始前には DVT が起こっていないかどうかの観察が必要です。術前のオリエンテーション時に指導を行い理解を促します。

③ 医療用弾性ストッキングの着用

表在静脈を圧迫して深部血流を増加させるとともに、深部静脈の拡大を防いで血流速度

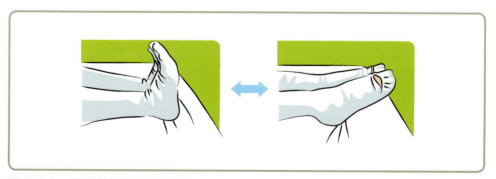

図 3-3-3　足関節底背屈自動運動

術前から足関節自動運動を行って VTE を予防します。足関節の底背屈運動によって腓骨神経麻痺の有無を把握することも重要です

（文献 4 を参考に作成）

を増加させることで、下肢の静脈のうっ滞を減少します。ハイソックスタイプや、大腿部までのストッキングタイプなどがあります。足関節部の圧迫圧が 16 ～ 20mHg と最も高く、上にいくほど弱くなる仕組みになっています。

ストッキングにシワが寄ると血流を阻害しますので、正しく装着する必要があります。閉塞性動脈硬化症のある場合は血行障害が悪化するため、使用は望ましくありません。手術直前に病棟で着用し、VTE のリスクが続く限り着用します。術前からベッド上安静の場合には臥床時から着用します。着用により、かゆみや圧迫感など不快感を訴える場合があるので、清拭時など、日に一度は外して皮膚の観察を行います。

④ 間欠的空気圧迫法（IPC）

下肢に巻いたカフ内に間欠的に空気が注入され、下肢を圧迫することによって血液を静脈に還流させる装置と、足底を急速に圧迫することで足底静脈叢に貯留した血液を静脈に還流させる装置とがあります。IPC による効果は静脈還流の促進だけでなく、装置により加わる圧力が血管内の内皮細胞を刺激して、内因性の抗凝固能が活性化し、血栓形成を予防します。出血の危険性が高い場合に有用な方法で、予防効果は薬物的予防法と同定度だともいわれていますが、最高リスクの場合は薬物的予防法と併用することになっています。医療用弾性ストッキングと併用することもあります。

事例のQさんのように、術前に臥床状態の場合は術前から使用し、そうでない場合は手術室で麻酔直前に装着し、術中はもちろん、術後歩行が開始となるまで使用します。このとき、装置の装着により総腓骨神経麻痺やコンパートメント症候群を起こす危険性があるため注意します。また「音がうるさい」「圧がきつい」など不快感を訴える場合があるので、必要性を十分に説明し、患者の訴えに応じた対応が必要です。

⑤ 抗凝固薬療法

抗凝固薬療法はヘパリンやワルファリンなどを投与して VTE の発生を予防する方法です。未分画ヘパリンには「低用量未分画ヘパリン」と「用量調節未分画ヘパリン」とがあります。用量調節未分画ヘパリンは、活性化部分トロンボプラスチン時間（APTT）を目標値となるように 8 時間ごとに用量を調節する必要性があるため、手術の場合は低用量未分画ヘパリンが用いられる場合が多いです。低用量未分画ヘパリンは、8 時間あるいは 12 時間ごとに未分画ヘパリン 5,000 単位を皮下注射します。また、未分画ヘパリンの欠点を補うために開発された低分子量ヘパリンは、1 日 1 回の投与でも血栓症予防効果が認められるようになり、欧米では多く使用され、推奨されています。

日本では低分子量ヘパリンはエノキサパリン（クレキサンR皮下中キット 2,000 IU）のみが認められており、術後 24 ～ 36 時間後に出血がないことを確認後に投与され、1 日 2 回皮下注射します。硬膜外カテーテルが入っている場合は、原則使用しないこととなっており、カテーテル抜去後から 2 時間以上経過してからの投与となっています。

ヘパリンの投与は、術後 10 ～ 14 日間継続で投与が目安となります。

抗凝固薬投与中は出血に対する観察が必要です。抗凝固療法中は出血傾向の指標となる血液検査データ（全血凝固時間、活性化凝固時間 [ACT]、活性化部分トロンボプラスチン時間 [APTT]、プロトロンビン時間 [PT]）などを観察します。薬剤の投与後に患者が転倒し、頭部を打撲すると頭蓋内出血を起こすことがあるため、注意します。

❻ 脱水の予防

脱水に陥ると凝固能が亢進し、血栓ができやすくなるため、術前・術中・術後の輸液管理とともに、水分バランスに注意して観察を行います。術後に飲水が開始されると、徐々に輸液量は少なくなっていくため、経口からの水分摂取を促していきます。水分量の制限がない場合は、1,500 ～ 2,000mL が目安となります。

3 DVT / PTE 発症時の対応

ホーマンズ徴候が陽性、もしくは下肢全体の腫脹、緊満感、不快感、鈍痛、表在静脈の怒張、皮膚の色調変化（紫色、赤色）などがあった場合には DVT を発症していることが疑われます。このような場合は下肢の運動、マッサージ、下肢挙上、離床を中止するよう指導し、すぐに医師に報告します。肺動脈造影や胸部造影 CT、右心カテーテル検査を行い、深部静脈血栓症があると診断された場合には、抗凝固療法やカテーテル血栓溶解療法、下大静脈フィルターなどが行われます。

PTE を発症した場合は、呼吸循環動態の改善のための治療や酸素吸入、人工呼吸器の装着がされ、血圧が低下している場合には昇圧薬を投与し、それでも維持が難しい場合には、人工心肺装置（経皮的心肺補助装置）の適応となります。

✳引用・参考文献

1) 肺血栓塞栓症／深部静脈血栓症（静脈血栓塞栓症）予防ガイドライン作成委員会. 肺血栓塞栓症／深部静脈血栓症（静脈血栓塞栓症）予防ガイドライン. ダイジェスト版. 第 2 版. 東京, メディカルフロントインターナショナルリミテッド, 2004, 24p.
2) 日本整形外科学会監修. 日本整形外科学会診療ガイドライン委員会／日本整形外科学会症候性静脈血栓塞栓症予防ガイドライン策定委員会編. 日本整形外科学会 症候性静脈血栓塞栓症予防ガイドライン 2017. 日本整形外科学会. 東京, 南江堂, 2017,
3) 濱田麻由美. "周手術期の深部静脈血栓症を予防するには？". ナビトレ 新人ナースもも子と学ぶ急性期看護のアセスメント：「あと一歩」の実践力が身に付く！. 小澤知子編. 大阪, メディカ出版, 91.
4) 赤木將男ほか. 特集：ガイドライン改訂！なにが変わった？はてなに答える最新の DVT ケア. 整形外科看護. 22（10）, 2017, 897-946.
5) 稲葉裕ほか. 特集：これだけ押さえれば、まずは OK ！速習！術前・術後看護ときめきノート. 整形外科看護. 22（7）, 2017, 611-61.
6) 小西智恵美ほか編. 周手術期看護論. 東京, ヌーベルヒロカワ, 2011.

（原田 竜三）

知っておきたい

術中情報の活用

　術後のアセスメントに必要な術中情報を**表1**にまとめました。まず、術前と術後の診断に変更がないか、手術が予定通り行われたかを確認し、それから術中にトラブルがなかったかを確認します。術中は血圧の変動、不整脈、出血、体温の変動、熱傷・褥瘡など

表1　術後のアセスメントに必要な術中情報

	申し送られる内容	注意すべきポイント	行うべき観察・処置
術後診断		術前診断からの変更はあったか？	術後看護計画に変更が生じるか確認
手術術式		予定術式のとおり行われたか？	
術中トラブル		トラブルが術後におよぼす影響は？	
手術時間	(　　　)時間	予定時間より延長したか？	長時間に及んだ場合、圧迫されていた部位の注意深い観察
手術体位	(　　　)位	身体のどの部位が圧迫されていたか？	手足に麻痺はないか 発赤が強ければ褥瘡予防の対策を講じる
出血量	(　　　)mL	出血量は多いか？	脈・血圧などに注意する 血算の測定、出血量が多い場合は輸血の準備
輸血量	(　　　)mL	1,000mL以上の大量出血はアシドーシス、出血傾向になりやすい	脈・血圧・呼吸・出血傾向の確認 ドレーンおよび創部からの出血の観察 輸血の追加が必要か確認
輸液量	(　　　)mL	尿量は得られているか？	時間尿の測定、比重測定 留置カテーテルの位置確認（ねじれや膀胱部の膨隆がないか） 水分過剰による心不全や呼吸不全はないか
尿量	(　　　)mL		
体温	(　　　)℃	体温低下や高体温があるか？	体温低下の場合、シバリングがないか確認、保温に努める
麻酔法	全身麻酔（抜管後） (GOF、GOE、NLAなど)	麻酔剤の種類・覚醒の程度・筋弛緩薬の影響は？	覚醒の程度の確認（呼びかけに答えるか、手を握り返すか、舌を出すか、深呼吸するか）
麻酔剤	硬膜外麻酔（刺入点、方向）	持続硬膜外カテーテルの位置 血圧降下があるか？	術後疼痛対策に使う場合は注入薬およびその量の指示を受ける
	腰椎麻酔（刺入点、薬剤量）	注入量・麻酔範囲・血圧降下があるか？	頭部を高く安静に
ドレーンの位置と種類	腹腔内持続ドレーン	場所・方向・持続する方法の確認（開放か閉鎖か）	定期的滲出量の観察
	胸腔内ドレーン	場所・方向・持続する方法の確認（低圧持続吸引の使用の有無）	開放はありえない。吸引圧の指示を受ける 空気の漏出はあるか、排液量の定期的チェック
	低圧持続吸引バッグ	挿入部の位置・方向	バッグが広がってしまっていないか定期的にチェック 排液量の定期的チェック
	脳室・硬膜外ドレーン	位置および高さの確認	脳室ドレーンの排液量のチェック バッグの位置のチェック

の皮膚損傷、神経損傷、呼吸抑制などが起こる可能性があるため、術中からこれらの合併症が起こらないためのケアがなされています。術後は術中の情報を活用し、観察やケアを継続していきます。あらかじめ術後の患者の状態をイメージしておきましょう（図1）。

1 循環動態の観察

全身麻酔の導入により血圧の低下や上昇、不整脈が生じ、心電図上に虚血性変化が見られることがあります。術中の血圧低下は、静脈麻酔薬や筋弛緩薬などの投与に伴う循環抑制、大量出血、輸液や輸血の不足による循環血液量の不足、手術操作に伴う迷走神経反射などが原因です。血圧の上昇は、気管挿管や抜管時の刺激、浅麻酔による疼痛刺激、輸液や輸血の過剰投与が原因です。そのため術中は動脈圧ラインを確保し、モニターで循環動態を観察します。術野の出血状況、出血量、尿量を確認します。麻酔レベルの調整、昇圧薬や降圧薬の投与、輸液・輸血による血液量の補充が行われます。

麻酔覚醒時は、術後出血や不整脈が起こる可能性があります。血圧の低下や上昇、ドレーンからの出血、尿量、不整脈の有無を確認します。術後はこれらの情報、特に術中出血量、水分バランス、術中の血圧、脈拍、不整脈の有無などの情報を踏まえて、循環動態の変動を観察し、輸液管理、ドレーン管理を行います。

2 体温管理

術中は、麻酔薬による体温調節機能の低下、筋弛緩薬による熱産生の低下、室温、術野からの水分の蒸発、体温より低い温度の輸液・輸血の投与などにより体温が低下します。

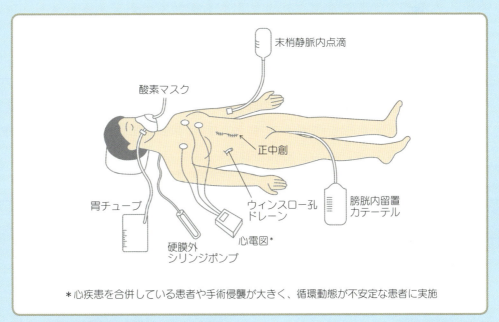

図1　術後の患者の状態をイメージする

＊心疾患を合併している患者や手術侵襲が大きく、循環動態が不安定な患者に実施

（文献1を参考に作成）

そうなると麻酔覚醒遅延、組織への酸素供給の低下、麻酔覚醒後のシバリングによる酸素消費量の増大による低酸素症を来すことがあるので、体温低下を防ぐ工夫が必要となります。タオルやリネンで不必要な皮膚の露出を防ぎ、必要に応じて加温冷却マットや温風加温装置などを使用します。輸液、消毒液、洗浄液は体温程度に温めて使用し、室温は高めに設定します。

　術後は体温を確認し、低い場合は電気毛布を使用します。その後体温が上昇して末梢冷感が消失すると、血管が拡張して血圧が下がることがあるので注意します。反対に、麻酔開始後に突然の体温上昇（2℃/時間、もしくは0.5℃/15分以上、40℃以上の発熱）がある場合は悪性高熱症が疑われます。アシドーシス、高二酸化炭素血症、頻脈、頻呼吸、筋硬直、心室性不整脈、高カリウム血症、ミオグロビン尿（赤褐色）などを来し、対応が遅れると死に至ることがあります。　吸入麻酔薬や筋弛緩薬が発症の誘因となるため投与を中止し、100％酸素および特効薬のダントロレンナトリウム（筋弛緩薬）の投与、代謝性アシドーシスの補正、全身冷却を行います。術後は症状の経過を観察します。

3　皮膚や神経の損傷への対応

　術後は直ちに熱傷、褥創、神経損傷の有無を観察し、異常がある場合は医師や病棟看護師に報告します。

1　熱傷

　電気メスの使用により熱傷を起こすことがあります。皮膚が金属や水分と接触している部分に電流が流れると起こります。　大腿部や臀部、腰背部など、十分な面積を持つ平らな部分で、消毒液や血液、洗浄水が流れ込む危険のない部位に対極板を貼り、これを防ぎます。

2　褥瘡

　術中に同一体位を長時間取ることによって、同一部位の皮膚に圧迫が加わります。筋弛緩、鎮静による可動性・活動性の低下、知覚認知の低下により患者自身では回避できず、褥瘡を生じる可能性があります（**図2**）。年齢、栄養状態、骨突出部の状態を踏まえてアセスメントし、クッションを用いて除圧をします。

3　神経損傷ほか

　筋弛緩により生理的な可動域の範囲を超えて身体が動くことにより、関節の脱臼や靱帯損傷、神経損傷を起こす危険があります。神経の走行、患者の関節可動域、四肢の麻痺の有無などを観察し、過伸展、牽引、圧迫がないように体位を固定します。

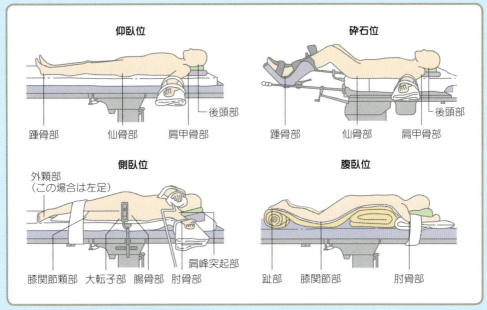

図2 手術体位による褥瘡好発部位　　　　　　　　　　　　　　　　（文献2より引用）

4　呼吸抑制への対応

　全身麻酔の影響、筋弛緩薬の遷延性効果、覚醒遅延時の舌根沈下による気道閉塞、術後の疼痛などが原因で、呼吸抑制が起こります。気管チューブを抜去する際は、血圧、脈拍、SpO_2、自発呼吸（呼吸数、深さ、胸郭の動き、副雑音の有無）、咳嗽反射、呼名応答や指示動作に従えることを確認し、抜去前に気管内、口腔の分泌物を吸引します。抜管後は、呼吸困難感の有無、呼吸状態、バイタルサインのチェックを行い、麻酔医の指示量の酸素吸入を行い、深呼吸を促します。舌根沈下がある場合は枕を外し、頸部後屈など体位を工夫したり、気道確保のためにエアウェイを挿入します。自発呼吸が安定しない場合、再度気管挿管を行い、人工呼吸器管理になります。

＊引用・参考文献
1) 志賀由美ほか．"術後看護の知識と技術"．術中／術後の生体反応と急性期看護．第2版．竹内登美子編．東京，医歯薬出版，2012，82．（講義から実習へ 高齢者と成人の周手術期看護2）
2) 相馬真弓．"5 術中の看護　3 手術体位の介助"．ナーシング・グラフィカ 成人看護学4 周術期看護．第3版．中島恵美子編．大阪，メディカ出版，2017，81．

（原田 竜三）

Part 4

心理的・社会的
アセスメント

Part 4 心理的・社会的アセスメント

1 家族への支援

事例⑱ 夫の緊急入院でうろたえる妻をどう支える？

このケースで "鍛える力"

危機状態にある家族の心理状態を理解する力

事例紹介

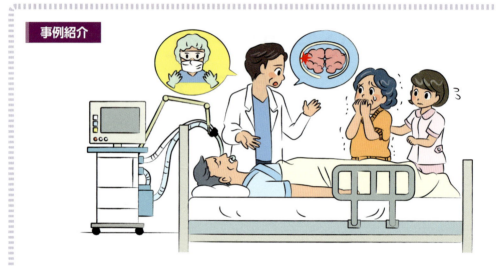

Rさん、62歳、男性。高血圧の既往歴があります。朝、自宅のトイレで倒れているのを妻が発見し、救急病院に搬送されました。頭部CTの結果、クモ膜下出血であることがわかりました。医師は妻に「原因はクモ膜下出血で、緊急の手術が必要です。一刻も早く手術をしないと命の危険があります」と説明しました。妻は「え、うそでしょ。昨日まで元気だったのに！ どうしよう？ 私一人では決められない」とおろおろしています。

 ## バイタルサインと患者情報

意識レベル GCS E1 V1 M4　瞳孔3mm　対光反射あり
血圧180/90mmHg　脈拍50回／分　呼吸12回／分
家族構成はRさん・妻・長女の3人家族で、長女はRさんの自宅から30分ほどの場所に住んでいます。

考えてみよう！
- 緊急の手術が必要な理由は何でしょうか？
- 家族の状況をどのようにアセスメントしたらよいでしょうか？

事例のアセスメント例

　Rさんには重度の意識障害があり、高血圧、徐脈であることから、頭蓋内圧が亢進していると考えられます。この状態が続くとさらに頭蓋内圧は亢進し、瞳孔不同が起こり、対光反射はなくなります。続いて脳ヘルニアへと移行し、生命の危機にさらされます。原因はクモ膜下出血ですので、高血圧が持続することにより再出血する可能性が高く、その場合にも脳ヘルニアへと移行し、同じく生命の危機にさらされることになります。したがって、救命のためにはクモ膜下出血の原因に対する治療を行う必要があります。

　家族へのケアを行う上で、看護師はRさんの病態や治療について理解していることが必要となります。医師の説明内容を状況に応じて補足したり、家族がどの程度理解しているのかを把握するためです。

　家族の状況をアセスメントするにあたり、アギュララの問題解決型危機モデルを適用してみましょう。アギュララは、人が精神の不均衡状態を来したとき、回復のためには①出来事の知覚、②社会的支持、③対処機制、という3つのバランス保持要因が必要であるとしています。

　この事例では、①において、妻は医師からの病状説明に対し「え、うそでしょ。昨日まで元気だったのに！」と言っています。夫が突然の出来事によって生命の危機にさらされており、すぐに手術を行わなければならないことを正しく認識できていない状況にあるといえます。②において、このとき長女がそばにおらず、妻一人の状態ですので、社会的支持が得られていない状況であるといえます。③において、妻は「どうしよう？　私一人では決められない」と発言していることから、自身で夫の手術を決断することが困難な状態であるといえます。信じがたい事実である上に、すぐに判断を行わなければならない状況から、パニック状態となっており、問題解決型の対処機制を用いることが困難な状態であると考えられます。

　以上のことから、妻の状況をアセスメントすると、3つのバランス保持要因のどれもが欠如しており、問題が解決されず、不均衡が持続して危機に陥るリスクが高いと考えられます。看護師の対応としては、妻を一人にせず、そばに寄り添うことで安心感を提供し、医師からの説明に対してわからないことがないかを確認し、医師に説明をしてもらったり、説明を補うことで、夫の状況を認識してもらいます。

　また、長女が妻を支える存在となるため、長女に連絡をとって来院してもらいます。生

命の危険性が高まった場合には、電話で手術の同意を得ることになるかもしれません。長女も妻と同じように危機に陥る可能性がありますので、そのときは長女への支えも必要になります。

以上のことから、Rさんの家族に起こる問題は、夫の生命の危険に関連した妻の状況的危機リスクが考えられます。

事例の看護計画例

看護問題：夫の生命の危険に関連した妻の状況的危機リスク
看護目標：妻が夫の状況を理解し、問題に対処することができる
看護計画：

O-P
1. 状況に対する妻の受け止めの発言
2. 妻の対処機制
3. 妻の支えとなる人の存在
4. 患者の状態

T-P
1. 医師からの病状説明時に同席する
2. 医師からの説明においてわからないことがないか確認する
3. 長女への連絡を促す

E-P
1. わからないことがあれば、すぐに看護師に伝えるように説明する

1 緊急入院時における家族への援助

緊急入院は家族にとって予測不能の事態であり、ましてや患者が生命の危機にさらされていると、家族はパニック、茫然自失といった状態となり、通常と同じような判断ができなくなります。家族もケアの対象としてとらえることが必要であり、患者のケアと家族へのケアとを切り離して考えてはいけません。看護師が患者の病態や治療をきちんと理解していることは、家族への適切なケアにつながります。

事例は緊急手術が必要となったケースです。手術にはリスクが伴うため、通常は事前に手術の目的は何か、どのような方法で行うか、どのようなリスクがあるか、他の治療法はあるかなどの説明を患者本人もしくは家族に対し十分に行います。その上で、患者本人が意思を決定し、同意します。

しかし、事例のような状況では、意識障害のある患者が自ら意思決定を行うことはできず、代わりに家族が行わなければなりません。これを代理意思決定といいます。こうした代理意思決定は家族の負担が大きく、たいへんなストレスの要因となります。また、それ以上に夫が生命の危機状態にあることで妻はパニックに陥り、判断することが難しくなっています。

　事例のような状況にある家族への援助を考えるとき、家族の心理的な状況を理解するための理論があります。それが危機理論です。

2　危機理論

① 防衛機制と対処機制

　キャプランは「危機状態は、人が大切な目標に向かうとき障害に直面し、習慣的な問題解決法を用いても克服できないときに生じる」と定義しています。習慣的な問題解決法とは、ストレスに伴う対処（コーピング）のことで、防衛機制や対処機制があります。

　防衛機制は無意識的な対処機制を指します（**表 4-1-1**）。それに対し、対処機制は意識的な対処機制で、ラザルスは「問題中心の対処」「情動中心の対処」の2つがあるとしています。問題中心の対処とは、苦痛をもたらす厄介な問題を巧みに処理し変化させていくことで問題の所在を明らかにしたり、何らかの解決策を実行してみるといった、どちらかといえば積極的な行動です。一方、情動中心の対処とは、厄介な問題に対する情動反応を調節していくことでその状況を避けようとしたり、つまらないことだと思い込もうとしたり、感情表出によってストレスを発散しようとすることです。

　これらの対処機制を用いてもうまく克服できないとき、危機に陥るということです。危機には、危険や困難な状況で不安定になっているという意味がありますが、「分かれ目」

表 4-1-1　危機的な状況で出現しやすい防衛機制

逃避	適応ができないときにその状況から逃れること
否認	内外の客観的事実を無視することにより、意識にのぼらせないようにする働き
抑圧	苦痛な感情や記憶などを意識から追い出し、無意識へと閉め出すこと
打ち消し	意識された内容を否定することで再抑圧を図ろうとすること
知性化	欲求や感情を直接表出するかわりに、理論的なものとしてあるいは抽象化して表現すること
合理化	満たされなかった欲求に対して、適当な理由を付けて正当化しようとすること
退行	以前の発達段階へと戻ること
反動形成	ある抑圧を行ったときに、それと正反対の行動をとること
置き換え	代理となるものに不安や恐怖、怒りを感じたり、ぶつけたりすること

（文献1より引用）

「転機」といった意味も含まれ、それを乗り越えることで新たな自分を発見するといった、成長を促進させる可能性を有しています。

② アギュララの問題解決型危機モデル

さまざまな危機モデルがあり、それぞれに特徴があります（**表4-1-2**）。これらを理解しておくことで、危機に陥った患者・家族、あるいは危機に陥る前の患者・家族へのケア

表4-1-2　危機モデルとその特徴

危機モデル	危機プロセス	特　徴
キャプラン	緊張のうちの発生→緊張の高まり→急性の抑うつ→破綻や病的パターンの発生	危機状況から精神障害へのプロセス 4～6週間で何らかの結末を迎える
フィンク	衝撃→防衛的退行→承認→適応	マズローの動機づけ理論に基づく 危機から適応へ焦点を当てる 脊髄損傷患者を対象とした研究
ションツ	最初の衝撃→現実認知→防衛的退行→承認→適応	フィンクのモデルに類似 前危機状態のプロセス 乗り越えがたい障害との直面
コーン	ショック→回復への期待→悲嘆→防衛→適応	突然の身体障害を受けた患者 障害受容に至るプロセス
アギュララとメズイック	均衡状態→不均衡状態→均衡回復へのニード→バランス保持要因の有無→危機回避あるいは危機	系統的な問題解決過程の適用 危機あるいは危機回避に至る過程 バランス保持要因の重要性
ゴーラン	危険な出来事→脆弱な状態→危機を促進する要因→危機が顕在化する状態→再統合または危機の解決	危機に至る過程に重点を置く 均衡状態を失った状態から再び均衡を取り戻す過程
クリンガー	回復への強い努力→欲求不満・自暴自棄・攻撃性→不適応（悲観的・無感動・抑うつ）→心理的回復→適応	コミットメントの機能低下、喪失 大きな人生上の危機的出来事
ドウリン	ショック→自己防衛の毀損→前共同生活的→共同生活的→共同生活的合一の決心→病前人格への復帰	心臓手術後の心理的プロセス
フレデリックとガリソン	衝撃の段階→英雄的な段階→幸福の段階→幻滅の段階→再建、再結成の段階	偶発的な危機のプロセス 人身災害に対する反応
キューブラー・ロス	否認→怒り→取り引き→抑うつ→受容	死にゆく患者の心理的プロセス 死の受容過程
デーケン	精神的打撃と麻痺状態→否認・パニック・怒り・うらみ→孤独・抑うつ・無関心・あきらめ→希望・立ち直り	悲嘆のプロセス
エンゲル	ショックと否認→意識化→復元	悲嘆のプロセス
ラマーズ	抗議→絶望→離脱→回復	悲嘆のプロセス
柏　木	希望→疑念→不安→いらだち→抑うつ→受容とあきらめ	死にゆく患者の心理的プロセス 末期がん患者
山　勢	受動的対処→情動中心対処→問題中心対処→適応	個人のコーピングに焦点を当てる 救命救急センターに入院した患者が対象
岩　坪	ショック→混乱→義肢への期待→苦悩→再適応への努力→適応	障害受容に至るプロセス

（文献2より引用）

を考えることが可能となります。危機モデルには、危機をプロセスとしてとらえるもの（フィンクなど）と、問題解決型危機モデル（アギュララ）とがあります。

アギュララの問題解決型危機モデルは、人がストレスの多い出来事に遭遇し、精神の不均衡状態が起こったとき、その均衡を回復させるには「バランス保持要因」が必要であり、これが十分でない場合に人は危機に陥ることを示したモデルです（図 4-1-1）。

バランス保持要因には、①出来事の知覚（ストレスの多い出来事に対する知覚）、②社会的支持（問題を解決するために、頼ることができたり、支援してくれたりする人の存在）、③対処機制（普段の生活の中でいつも使っている対処法）の3つがあります。このうち1つでも欠如すると、危機に陥るとしています。このモデルにより、ストレスの大きい出来事に遭遇した人が危機に陥る可能性があるか否か、また陥らないようにするためにはどの部分の支援が必要であるかを考え、介入することが可能となります。

本項では、家族が危機に陥るかどうかをアセスメントし、介入を考えるために、このアギュララの問題解決型危機モデルを用いました。このとき注意すべきは、必ずしも目の前

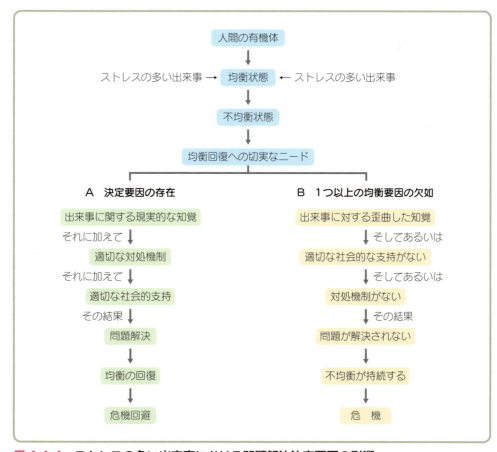

図 4-1-1　ストレスの多い出来事における問題解決決定要因の影響

（文献3より引用、一部改変）

の患者・家族がモデル通りのプロセスをたどるとは限らないということです。患者・家族の情報をきちんと把握しながら進めていくことが必要です。

＊引用・参考文献

1) 山勢博彰ほか．"救急・重症患者の心理的特徴"．救急・重症患者と家族のための心のケア：看護師による精神的援助の理論と実践．山勢博彰ほか編．大阪，メディカ出版，2010，12．
2) 山勢博彰．"危機理論と危機モデル"．前掲書 1．39．
3) アギュララ，DC．"危機介入の問題解決アプローチ"．危機介入の理論と実際．小松源助ほか訳．東京，川島書店，1997，25．

（原田 竜三）

memo

Part 4 心理的・社会的アセスメント

2 ボディイメージの変化とセルフケアへの支援

事例⑲ ストーマ造設に伴うセルフケアの獲得をどう支える？

このケースで "鍛える力"

人工肛門を造設する患者の心理を読む力

事例紹介

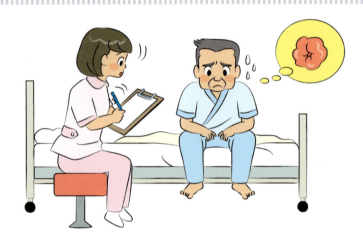

Sさん、68歳、男性。2年ほど前から便に血液が混じっていましたが、放置していました。排泄時に出血したため受診したところ、そのまま検査入院となりました。大腸内視鏡検査の結果、大腸がんと診断され、2日後に腹会陰式直腸切除術を受けることになりました。入院オリエンテーションのとき、「人工肛門ってよくわかんないけど、先生から手術しないと死ぬって言われてさ、こっちは女房も死んだし、老い先短いと思ってるから別によかったんだけど。もうちっと仕事もしなきゃなんねえし、息子と娘もどうしても手術してくれって言うからさ。しょうがねえ、手術は受けることにしたんだよ」と話しています。

患者情報

職業は大工で、喫煙は30本／日、飲酒は日本酒5合／日です。家族は、妻とは1年前に死別しており、長男（45歳）、長男の嫁（45歳）、長女（43歳）、長女の夫（46歳）といった構成です。頑固で家族の言うことを聞きません。

考えてみよう！
- 人工肛門を造設する患者の心理は？

事例のアセスメント例

　腹会陰式直腸切除術は人工肛門（ストーマ）を造設する手術で、術後はその管理を患者自身が行わなければなりません。人工肛門の造設で排泄部位と排泄処理方法の変更を余儀なくされることから、排泄および生活スタイルを変更する必要があります。このとき、患者のボディイメージに対する予期的不安と葛藤から、セルフケアの獲得が困難になる可能性があると考えられ、術前から心理的・社会的なケアを考えていく必要があります。

　以上のことから、Sさんには排泄機能や行動の変更に関連したボディイメージの変化があると考えられます。

事例の看護計画例

看護問題：排泄機能や行動の変更（人工肛門、失禁）に関連したボディイメージの変化

看護目標：排泄行動の変更を受け入れ、セルフケアを獲得できる

看護計画：

O-P
1. 変化に対する思い、態度
2. セルフケアに対する拒否
3. 過去へのこだわりの訴え
4. 現実の自己への拒否的発言
5. 他者との交流の有無
6. 危機的状況での対処方法とサポートシステムの状況把握

T-P
1. 患者が自然に自分の感情を表現できるような雰囲気を作る
2. 正確な情報の提供により受容の促進に取り組む
3. 個人のコーピングに合った援助を実施する
4. サポートシステムを活用する

E-P
1. 適材の選択、購入方法の相談に応じる
2. 各種専門機関や社会資源（保険適応）の活用を指導する

1 手術に伴うボディイメージの変化

　ボディイメージとは「自分の身体が自分にどのように映るか、あるいは心の目にどのように見えるか」ということであり、生まれてから現在に至るまでの経験から形成されます。ボディイメージは、自己の新しい経験とその知覚との相互作用により変化し修正され、築き上げられます。自尊感情とのつながりがあり、自尊感情とは自分自身の能力や属性についての自己評価を維持したり、高めたいという気持ちです。

　事例のSさんの場合、大工として働いて家族を養い、誇りを持って生きてきたと考えられます。このたび人工肛門を造設すると、腹部から便が排泄され、その処理を行わなければならなくなります。ストーマからの排泄は、成人としての尊厳・自立性・プライバシー・性的魅力の喪失と、これまでに保持していた自身の統合的な全体性の喪失とを体験することにつながります。そのことから、自尊感情が低下する可能性があります。

　ボディイメージの変化に伴う反応として、混乱が生じると不安が強くなり、眠れなくなったり、怒りの感情やネガティブな発言がみられることがあります。ボディイメージの変化を受け入れることができないと、危機に陥る可能性があります。看護師は患者のボディイメージに対する介入として、変化に対する反応は正常なものであると受け止め、患者が気持ちを表出しやすい雰囲気や環境を作り、残存機能に向けた援助を行いながら、現実を認識できるようにしていきます。

　術前はストーマという新たな排泄経路に対する不安を抱えており、受容できるようなかかわりが必要となります（**表4-2-1**）。術後は他者に依存している状態ですが、身体機能が回復するにつれ依存の程度を減らし、自分自身の力で健康な生活を送ることができるように支援していきます。身体や機能の変化について説明を行い、身体や機能の変化に対する感情・行動について観察し、気持ちを受け止め、誤った知識やイメージは修正できるよう情報を提供します。手術前に喪失に対する気持ちを整理することができていても、実際にストーマを目にすると、気持ちもまた変化してしまうことがあります。まずは、人工肛門を自分の目で見ることができるかを観察してから、取り扱いについて説明します。管理は初めは看護師が行い、徐々に自分でできるように指導していきます。

表4-2-1　ストーマ造設に伴う術前ケアの内容

ストーマの理解状況と心理状況の把握
- ストーマ造設に対する心理的サポート（家族を含め）
- ストーマ用品の種類と使用方法の説明
- ストーマ造設後の生活のしかた
- 排尿障害や性機能障害への対応方法
- 患者会の紹介
- ストーマサイトマーキング

2 ストーマの造設・管理に伴う患者支援

❶ 人工肛門とは

人工肛門とは、手術で腸管を体外に引き出して開放した排便口のことです。患者にとって、人工肛門という言葉はマイナスの印象を想起させる場合もあることから、ストーマと呼ぶことが多いです。

❷ ストーマサイトマーキング

術前にストーマ造設の必要性を十分に説明した上で、準備としてストーマサイトマーキングを行います（図 4-2-1）。油性ペンで印をつけていきますが、ストーマの位置は、患者がよく行う日常生活動作や姿勢を確認し、自己管理のしやすい位置を話し合いながら決定します。排泄物が周囲に漏れないよう、ストーマ装具をしっかりと密着させることのできる位置を選びます。また、手術創の管理がしやすいよう、手術創とストーマの位置は距離をとること（5cm 程度）なども考慮します。

❸ セルフケア能力の評価

ストーマ管理を行うためには、以下の 3 つの条件を満たすことが必要です。
①ストーマの状態やストーマのセルフケアに必要な能力に合った装具を用いる
②その装具を適切な方法で装着する
③適切なタイミングで排泄物を処理する

実際には、ストーマ装具に触れる、装具交換や排泄動作のシミュレーションを行うなど、患者の動作を直接観察して判断します。その上で、不足している能力が何であり、ど

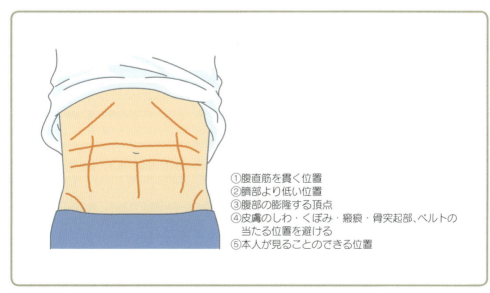

①腹直筋を貫く位置
②臍部より低い位置
③腹部の膨隆する頂点
④皮膚のしわ・くぼみ・瘢痕・骨突起部、ベルトの当たる位置を避ける
⑤本人が見ることのできる位置

図 4-2-1 ストーマサイトマーキング

のように補えばよいのかについて検討します。家族のサポートがあるのかも検討します。

4 術後の患者指導

　準備はしていたものの、患者は術後実際にストーマや排泄物のたまったストーマ袋を目にすることで初めて、自分に本当にストーマができてしまったと実感します。新たな排泄方法を習得しなければならなくなり、自分で管理できるのだろうかという不安に直面します。ケアに当たる看護師は、ストーマに対するマイナスのイメージを避けながら、ストーマ交換はそう難しいことではなく、誰でもできるものだと思ってもらえるよう、手際よく実施する必要があります。ストーマ装具の交換に必要な物品、装具の交換方法、ストーマの洗い方など、一つひとつ声をかけながら行います。

5 ストーマの観察（術直後～術後1週間）

　造設直後のストーマは浮腫状となっています。この時期の正常なストーマは弾力性に富み、みずみずしく、牛肉のような赤色です。術直後のストーマは浮腫があるため傷つきやすく、少し触れただけで出血し、壊死や陥没を起こしやすい状態です。浮腫は術直後～72時間後頃に起こり始め、術後4～5日に著明となり、1～2週間で消退します。ストーマ粘膜皮膚接合部は、創の離開および局所感染の有無を観察するため、縫合の状態、出血、排膿の状態、抜糸の有無を観察します。ストーマ近接部、皮膚保護剤貼付部、皮膚保護剤貼付外周部は、排泄物付着の有無や皮膚の状態を観察します（図4-2-2）。

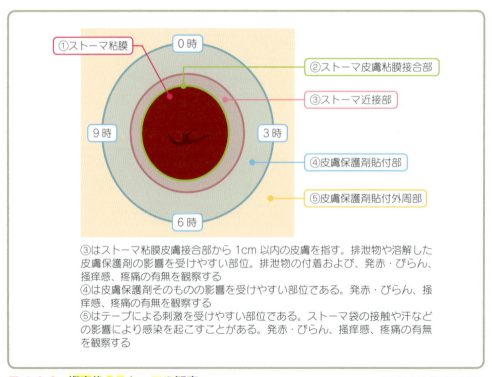

図 4-2-2　術直後のストーマの観察　　　　　　　　　　　（文献1を参考に作成）

⑥ ストーマ合併症

　ストーマ合併症には、早期合併症（**表 4-2-2**）と晩期合併症とがあります。早期合併症はストーマ粘膜や周囲皮膚の変形に大きく影響するもので、排泄物の漏れに直結し、ストーマケアへの意欲減退につながります。早期合併症が起こらないよう、観察・ケアを行うことが必要です。晩期合併症は、年月の経過とともに次第に管理が雑になったり、体型の変化や他疾患への罹患、身体障害などで手技が困難になったりと、セルフケアを障害するさまざまな問題が発生します。これらの観察はストーマ外来で行われます。ストーマの造設や各合併症の詳細については、成書を参考にしてください。

表 4-2-2　ストーマ早期合併症

	浮腫	血流障害	壊死	皮膚粘膜離開	ストーマ周囲皮膚膿瘍
原因	静脈の還流障害が一過性に粘膜を腫脹させ、時間の経過とともに改善する	手術で腸間膜を処理しすぎて血流途絶が生じたり、腹部の脂肪層が厚い場合は、縫合部への緊張がかかることで起こる	手術手技による腸管辺縁血管の血流の途絶や術後浮腫による腸間膜圧迫などにより起こる	血管障害および壊死と同じ理由で起こる。著しい低栄養、糖尿病などによる創傷治癒遅延の場合に起こる	汚染した術野での手術操作、ストーマ造設時に縫合糸が腸管全層にかかった場合、ストーマが開放創上に造設された場合、ステロイドの大量投与など易感染状態の場合に起こる
観察	ストーマ粘膜の色・形・弾力性・サイズ・粘液による湿潤状態、面板ストーマ孔によるストーマ基部の圧迫の有無	粘膜の色が茶色か黒色、弾力性、粘液による湿潤状態、乾燥状態、粘膜の光沢、ストーマ粘膜皮膚接合部の状態			ストーマ粘膜皮膚縫合創、ストーマ近接部皮膚の発赤・腫脹・疼痛・感染創部からの排膿
看護	装具の選択は単品系装具や単品系窓付き装具、または浮動型フランジの2品系装具を選択する。面板ストーマ孔のサイズは、結腸ストーマ造設直後はストーマ径より10mmくらい、小腸では6mmくらい、術後1週間以降は2〜4mm大きく開け装具を装着する	異常発見時はすぐに医師に報告する。血流障害が持続すると壊死に陥る可能性がある	異常発見時はすぐに医師に報告する。ストーマ壊死によりストーマ粘膜皮膚接合部が瘢痕形成した場合、晩期合併症の狭窄が起こりやすい	ストーマ粘膜の壊死組織が分離するまで、脱落の可能性がある。離開部に便汁が付着することで感染が引き起こされ、膿瘍を形成したり、長期的にストーマの狭窄や変型を生じることがある。離開部を洗浄し、水分を拭き取った後、粉状皮膚保護剤を併用し、装具を貼付する	医師に報告する。特に発赤の激しい部位は油性ペンなどでマーキングし、拡大傾向がないか測定する

（文献2を参考に作成）

✴ 引用・参考文献

1) 安達淑子. 退院後のフォロー (ストーマケアを中心に). 大腸がん. 野村和弘ほか監修. 森谷宜皓編. 東京, メヂカルフレンド社, 2007, 142-66. (がん看護実践シリーズ6)
2) 高橋真紀. 術直後〜術後1週間の基本的な観察ポイント. ストーマケアのコツとワザ201：ベテラン認定看護師がやさしくナビ！これ一冊でばっちり理解. 消化器外科 NURSING. 2014 秋季増刊. 熊谷英子監修. 大阪, メディカ出版, 2014, 91-7.

（原田 竜三）

memo

Index

欧文索引

12誘導心電図	65, 68
CO_2ナルコーシス	37
COPD	36, 51
C反応性タンパク	147
DVT	193
GCS	86
IPC	191, 196
JCS	86
Lown分類	70
OPQRST	22
PCA	118, 122, 156, 162
pHバランス	43
PTE	193
PVC	65
SIRS	31
ST低下	65
ST変化	69
VTE	193

和文索引

▶▶ あ

アウトカム	16
アギュララの問題解決型危機モデル	205, 208
アセスメント力を鍛える方法	24
アミラーゼ値	173
アレルギーの確認	145

▶▶ い

異化～同化期	32
異化期	32
意識障害	205
意識とは	86
意識内容の評価	88
意識レベル	85
―の評価	86
意思決定	12
異常肢位	89
痛み刺激の与えかた	87
医療用弾性ストッキング	195
インセンティブ・スパイロメトリー	144

▶▶ う

受け持ち看護師	15
ウロストミー	137

▶▶ え

栄養	102
栄養管理	16
栄養障害	101
エビデンス	16
嚥下機能	122
炎症期	149, 152

▶▶ か

咳嗽の分類	40
外的因子による創傷治癒過程への影響	151
回復期	8
回復期リハビリテーション病院	16
回復への自信喪失	167
開放式ドレーン	176
開放式ドレナージ	177
外来での看護師の患者との関わり	139
科学的根拠	16
過活動性せん妄症状	93
かかりつけ医	16
覚醒遅延	94
下肢挙上	195
下肢の自動運動	195
合併症	11
カテーテル治療	74
加齢	50
換気状態	42
眼球の位置	89
間欠的空気圧迫法	191, 196
看護活動	10
看護過程	20
看護計画	20
看護診断	20
看護チーム	14
看護の役割	10
看護部門	14
看護問題	20
間質性肺炎	51
患者管理鎮痛法	118, 122, 156, 162
患者の基本情報	22
感染	34, 104, 151
感染管理	12
感染予防	178
肝臓の機能	122
カンファレンス	17

▶▶ き

気管挿管	48
危機状態	12, 204
危機モデルとその特徴	208
危機理論	207
喫煙歴	47, 50
客観的情報	38
キャプラン	207
急性期看護のアセスメントの視点	23
急性期とは	8
急性期にある患者の家族の特徴	10
急性期にある患者の特徴	9
急性疾患	9
急性状態が生じる原因	9
急性増悪	9
胸郭の拡張	40
胸郭の拡張性	39
凝固・止血期	148, 152
胸部X線	52
起立性低血圧	167
禁煙期間と効果	51
緊急入院時における家族への援助	206
筋弛緩薬	48
筋力回復相	32

▶▶ く

苦痛緩和	12
クモ膜下出血	205
クリニカルパス	14, 16, 140

▶▶ け

経皮的心肺補助装置	197
血圧の読み取り	67
血液ガス分析	51
血管内治療	76
血糖管理	107
健康回復	12
言語的コミュニケーション	22

▶▶ こ

抗凝固薬療法	196
高血糖	110
恒常性	20, 103
拘束性換気障害	51
硬膜下血腫	85
高流量システム	45
高齢者	11
コーピング	207
呼吸音	40
―の種類	40
呼吸器合併症	49
呼吸機能検査	51
呼吸苦	12
呼吸状態のアセスメント	38

呼吸状態の観察	38
呼吸数とリズム	38
呼吸性アシドーシス	37, 43
呼吸性アルカローシス	43
呼吸の仕組み	38
呼吸の分類	39
呼吸パターンの異常	90
呼吸抑制への対応	201
個人トレーニング	24
コミュニケーション	22
混合性換気障害	51

▶▶ さ

サードスペース移行量の計算	61
サードスペースへの移行	34
細菌	11
在宅医療	16
サイトカイン誘発反応	31
酸素解離曲線	43
酸素飽和度	42
酸素療法	44
残存機能	11

▶▶ し

脂肪蓄積期	32
周手術期の血糖管理目標	110
集団トレーニング	24
主観的情報	38
手術侵襲	29
手術前日のケア	144
手術創における3要素	152
手術に伴うボディイメージの 変化	214
手術療法を受ける患者の看護	138
受傷期	148, 152
出血性ショック	62
出血量からの血液喪失の計算	60
術後イレウス	123
術後回復促進	140
術後高血糖状態	108
術後持続硬膜外麻酔	155
術後出血	174
術後せん妄の好発時期	95
術後早期離床	165
術後の循環動態	184
―の把握	60
術後の創傷治癒過程	148
術後の疼痛	159, 161
術後の発熱	33
術式	49
術前オリエンテーション	139
術前呼吸評価と管理	50
術前の検査データの把握	33
術中情報の活用	198
術中体位	49
循環血液量減少性ショック	62

循環動態の観察	199
循環動態の変化	34
消化	121
傷害相	32, 184
消化管運動	122
消化管の処置	144
消化器系の仕組み	121
情報共有	16
情報収集の方法	24
静脈血栓塞栓症	191
食事・水分制限	144
ショック	50, 62
ショックの5徴	62
ショックの分類	62
除脳硬直	89
除皮質硬直	89
徐脈	66
除毛	145
心因性痛	158
侵害受容性痛	158, 159
心機能	186
腎機能	187
―への影響	129
心筋虚血	66, 69
心筋梗塞の部位診断	70
神経障害性痛	158
神経内分泌反応	30
人工肛門	213, 215
人工呼吸器	12, 48
人工心肺装置	197
人工膀胱	137
心室性期外収縮	65, 69
侵襲	9, 30, 33, 150
侵襲と生体反応	28
心臓カテーテル検査	65
心臓カテーテル治療	74
身体ケア	10
身体的苦痛	12
身体的ハイリスク	9
心電図モニター	65, 68
浸透圧利尿	109
心拍数	67
深部静脈血栓症	193
心不全	183
心理的ハイリスク	9

▶▶ す

膵液漏	174, 175
膵臓の機能	122
睡眠	145
頭蓋内圧	205
頭蓋内圧亢進	85, 90
スタンダードプリコーション	12
ストーマ	137, 213, 216
ストーマ合併症	217
ストーマサイトマーキング	137, 215
ストーマ早期合併症	217

ストーマ造設に伴う術前ケアの 内容	214
スパイロメトリー	51
スパズム	91
スライディング・スケール	110

▶▶ せ

生活ケア	10
成果目標	16
正常な心電図	69
正常なドレーン排液の性状変化	151
正常脈拍数	66
精神的苦痛	12
生体反応の特徴	32
生理的イレウス	35, 122
セルフケア	213
セルフケア能力の評価	215
全身性炎症反応症候群	31
喘息	51
せん妄	93, 95
―が患者に及ぼす影響	97
―と認知症の違い	95
―のケアフロー	97
―の発症要因	96
―の評価尺度	97
専門看護師	14
専門部隊型チーム	16

▶▶ そ

早期離床	165, 195
―に伴うリスク	167
―の方法	169
創傷治癒の遷延につながる要因	150
増殖期	149, 152
創部感染	151
組織再構築期・成熟期	149

▶▶ た

退院支援	14, 17
退院指導	18
体温管理	199
対光反射	88
代謝	103
対処機制	207
多職種チームの協働	16
多職種との連携	13
脱水の予防	197
痰の性状による分類	41

▶▶ ち

地域達成型医療	14
地域連携クリニカルパス	16
チーム医療	14
チームの協働	14

221

蓄尿・排尿への影響	129
治癒	12
中止薬・投与変更薬の確認	145
超急性期	8
鎮静	12

▶▶ て

低栄養状態	101, 105, 107
低血糖	110
低酸素血症	43
低流量システム	45
低体重	101
低用量未分画ヘパリン	191
転換相	33, 185
転倒	93, 101, 168

▶▶ と

同化期	32
疼痛	12, 33, 49, 159
―による心身への影響	159
―のアセスメントとケア	159
―の種類	158
―の定義	157
―の特徴	157
疼痛評価スケール	160, 161
動脈血液ガス分析	42
動脈血酸素分圧	42
動脈血二酸化炭素分圧	42
ドレーン	173, 175
ドレーン・チューブのズレや	
抜去	167
ドレーン管理	177
ドレーン挿入の目的	175
ドレーンチューブの種類	175
ドレーンチューブの種類と特徴	176
ドレーンのミルキング	178
ドレーン排液の異常	151
ドレーン留置部位	178
ドレナージの方法	175

▶▶ に

入院時のケア	139
認知症	95, 96
認定看護師	14

▶▶ の

脳血管内治療	74
脳血管攣縮	91
脳の障害部位と呼吸パターン	90
脳ヘルニア	91, 205

▶▶ は

排液の観察	177
肺炎	50
肺障害指数	51
肺水腫	50, 183
排泄	121, 213
肺線維症	51
肺塞栓	50
肺塞栓血栓症	193, 194
肺塞栓症	167
排尿・排泄パターン	130
発症時期による疼痛の分類	159
発熱	103
パラダイムシフト	14
バリアンス	16

▶▶ ひ

非言語的コミュニケーション	22
非言語的メッセージ	12
泌尿器系の仕組み	128
皮膚・臍の清潔	145
皮膚や神経の損傷への対応	200
肥満	51
病棟配属型チーム	16

▶▶ ふ

フィジカルイグザミネーション	22
不感蒸泄の計算	61
腹腔鏡手術	78
腹腔内膿瘍	174
不整脈	66
緊急で生命にかかわる疑いの	
ある不整脈	72
准緊急で治療の必要な不整脈	72
生命にかかわる不整脈	71
不整脈の緊急度診断と対応	70
プライバシー	12

▶▶ へ

閉鎖式ドレーン	176
閉鎖式ドレナージ	177
閉塞性換気障害	47, 51

▶▶ ほ

防衛機制	207
膀胱留置カテーテル	127, 155
放射線治療	119
訪問看護ステーション	14
ボディイメージ	213
ホメオスタシス	20, 103

▶▶ ま

麻酔からの覚醒状態の観察	94
麻酔薬	48
マッサージ	195
麻痺性イレウス	34
慢性期	8
慢性呼吸疾患	51
慢性疾患	9
慢性閉塞性肺疾患	36

▶▶ み

脈拍数の異常	66
脈拍の性状の異常	67
脈拍の読み取り	66
脈拍のリズム	66

▶▶ む め も

ムーアによる術後の回復過程	31
無気肺	49
免疫機能の低下	109
モニタリング	11

▶▶ ら り

ラザルス	207
リーダーシップ	13
リザーバーシステム	45
離床	35, 156, 159, 164
利尿期	32
利尿薬	183, 187
リハビリテーション	16

執筆者一覧

[編　著]

小澤　知子　東京医療保健大学 医療保健学部 看護学科／大学院
医療保健学研究科 准教授

[執　筆]

川原　理香　学校法人松蔭学園松蔭大学 看護学部看護学科 助教

濱田 麻由美　東京海上日動メディカルサービス株式会社 MRM 室 主任研究員
元東京医療保健大学 医療保健学部 看護学科 助教

原田　竜三　東京医療保健大学 医療保健学部 看護学科／大学院
医療保健学研究科 准教授

山本　悦子　東京医療保健大学 医療保健学部 看護学科 助手

■ 編著者プロフィール

小澤 知子 (おざわ・ともこ)

1986年東海大学医療技術短期大学卒業後、東海大学医学部付属病院および横須賀市立市民病院へ勤務。その間、神奈川県立看護教育大学校専門看護課程ICU・CCU看護課程および看護教員養成課程を卒業。2009年東京医療保健大学医療保健学部看護学科臨床看護学急性期領域講師として着任。2011年東京医療保健大学大学院医療保健学研究科看護マネジメント学修士課程卒業。現在、東京医療保健大学医療保健学部看護学科臨床看護学急性期領域准教授。

本書は2011年小社刊行の書籍『Smart nurse Books 05 ナビトレ 新人ナースもも子と学ぶ急性期看護のアセスメント：「あと一歩」の実践力が身に付く！』を大幅に加筆・修正したものです。

りんしょうじれい まな きゅうせいきかんご
臨床事例で学ぶ 急性期看護のアセスメント
ちいきいりょうれんけいじだい けいとうてき しゅうじゅつき
―地域医療連携時代の系統的・周術期アセスメント

2018年10月5日発行　第1版第1刷

編　著	おざわ ともこ 小澤 知子
発行者	長谷川 素美
発行所	株式会社メディカ出版 〒532-8588 大阪市淀川区宮原3−4−30 ニッセイ新大阪ビル16F https://www.medica.co.jp/
編集担当	栗本安津子
編集協力	オフィス・ワニ
装　幀	クニメディア株式会社
イラスト	中村恵子／クニメディア株式会社
印刷・製本	株式会社シナノ パブリッシング プレス

© Tomoko OZAWA, 2018

本書の複製権・翻訳権・翻案権・上映権・譲渡権・公衆送信権（送信可能化権を含む）は、㈱メディカ出版が保有します。

ISBN978-4-8404-6580-9　　　　　　　　　　　　　　　　Printed and bound in Japan

当社出版物に関する各種お問い合わせ先（受付時間：平日9：00～17：00）
- ●編集内容については、編集局 06-6398-5048
- ●ご注文・不良品（乱丁・落丁）については、お客様センター 0120-276-591
- ●付属の CD-ROM、DVD、ダウンロードの動作不具合などについては、デジタル助っ人サービス 0120-276-592